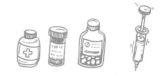

"药"知道

——合理用药的智慧

主　编　王家伟

副主编　白玉国　姜德春　薛　颖　张　威
　　　　朱晓虹　金　锐

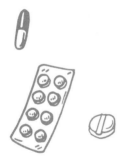

编　者（以姓氏笔画为序）

于海霞　王晓玲　王家伟　毛乾泰
白玉国　冯　欣　朱晓虹　刘　炜
刘洪涛　安卓玲　吴剑坤　沈　素
张　兰　张　弨　张　威　张艳华
林　阳　金　锐　郑　楠　赵志刚
赵晓彦　战寒秋　钟旭丽　姜德春
郭振勇　甄健存　蔡　郁　薛　颖

U0284098

人民卫生出版社
·北京·

图书在版编目（CIP）数据

"药"知道：合理用药的智慧 / 王家伟主编 . —
北京：人民卫生出版社，2022.9
ISBN 978-7-117-33312-2

Ⅰ.①药… Ⅱ.①王… Ⅲ.①用药法 – 普及读物
Ⅳ.①R452-49

中国版本图书馆 CIP 数据核字（2022）第 111096 号

人卫智网	www.ipmph.com	医学教育、学术、考试、健康，
		购书智慧智能综合服务平台
人卫官网	www.pmph.com	人卫官方资讯发布平台

"药"知道——合理用药的智慧
Yao Zhidao——Heli Yongyao de Zhihui

主　　编：王家伟
出版发行：人民卫生出版社（中继线 010-59780011）
地　　址：北京市朝阳区潘家园南里 19 号
邮　　编：100021
E - mail：pmph @ pmph.com
购书热线：010-59787592　010-59787584　010-65264830
印　　刷：三河市国英印务有限公司
经　　销：新华书店
开　　本：850×1168　1/32　印张：8
字　　数：159 千字
版　　次：2022 年 9 月第 1 版
印　　次：2022 年 10 月第 1 次印刷
标准号：ISBN 978-7-117-33312-2
定　　价：39.00 元

打击盗版举报电话：010-59787491　E-mail：WQ @ pmph.com
质量问题联系电话：010-59787234　E-mail：zhiliang @ pmph.com
数字融合服务电话：4001118166　E-mail：zengzhi @ pmph.com

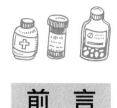

前　言

2020 年 6 月，国务院发布了《全民科学素质行动规划纲要（2021—2035）》，推动在相关科技奖项评定中列入科普工作指标，将科普工作实绩作为科技人员职称评聘条件，面向人民生命健康等重大题材实施繁荣科普创作资助计划，真正贯彻落实习近平总书记提出的"要把科学普及放在与科学创新同样重要的位置"的指示精神。可以预见，科普工作者的春天已经到来。

健康知识是健康生活的"金钥匙"，每个人都是自己健康的第一责任人。2016 年，针对公众用药安全问题，北京市医院管理中心推出了"京城药师"用药科普公众服务平台，组织市属22 家公立医院药师团队通过科普语言、漫画、视频等形式，为公众提供疾病常识、用药指导、健康饮食以及医院特色医疗服务等原创科普资讯。期望结合各医院的临床用药特点，分享专业药师多年的临床用药经验，帮助公众解决用药过程中遇到的"痛点"与"难点"。本书收录的所有文章，正是源自该平台发布的

1 000 多篇原创科普文章，编写组从中节选了常见的、实用的 56 篇高质量文章构成本书。

世界卫生组织研究发现，个人行为与生活方式因素对健康的影响占 60%。要想养成健康的生活方式，提高个人的健康素养是必不可少的，其中最重要的一条就是合理用药。希望大家行动起来，积极学习健康知识，与医务人员一起守护家庭用药健康；从我做起，养成符合自身和家庭特点的健康生活方式，合理膳食、科学运动、戒烟限酒、心理平衡，实现健康生活少生病；生病要科学就医、合理用药，遵医嘱，按时、按量使用药物，不轻信偏方，不相信"神医神药"，用药过程中如有不适及时咨询医生或药师。

最后，感谢北京市医院管理中心各级领导在本书出版过程中做出的指导和帮助，感谢北京市市属 22 家医院药师积极供稿，感谢全体编写组专家的努力和奉献，以精益求精的精神对本书内容进行了严格的筛选和审核，为公众用药健康知识的普及、健康素养的提升创作了一本专业实用、通俗易懂的高质量工具书。

编　者

2022 年 6 月

目　录

- - - - - - - - - - -

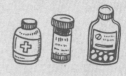

第一章

解锁生活中的药学问题

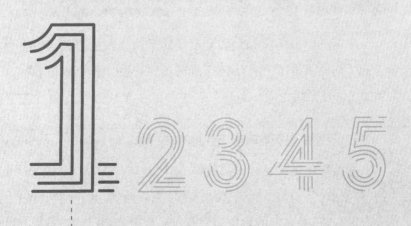

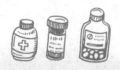

01 "钙片"你吃对了吗？

北京积水潭医院　董迪　王楠

 你知道吗？

钙是维持生命活动运行的重要元素之一，人体中99%的钙储存于骨组织中。钙供应不足时，骨骼会通过增加钙质的释放来补充血液和细胞中的钙浓度，久而久之会使骨骼密度下降、骨脆性增加，也就是我们常说的骨质疏松。

补钙已经成为大众最能接受的防治骨质疏松手段，各种"钙片"悄然飞进了千家万户，下面药师就来跟大家说说如何科学使用钙补充剂。

1."钙片"种类繁多，但无本质差别

市售常见钙补充剂有碳酸钙、枸橼酸钙（柠檬酸钙）、乳酸钙、苏氨酸钙、葡萄糖酸钙、磷酸钙、牡蛎碳酸钙（如活性钙、盖天力）等。钙补充剂的常用剂型有普通片剂、溶液剂、咀嚼片、

泡腾片等。不同钙补充剂中元素钙的含量有差别,其中碳酸钙含钙量最高,为 40% 左右。

各种钙补充剂的吸收率与全脂奶相似,约为 30%。人体对不同钙补充剂的吸收程度可能会有差异,但总体来讲差别并不大,如何充分利用这些摄入的钙来防止骨骼钙流失才是关键。因此,与其纠结于"吃哪种钙更好",不如研究"如何合理用钙"更有意义。

2. 钙补充剂的选择要因人而异

老年人胃酸分泌减少,建议大于 65 岁、胃酸缺乏者服用有机酸钙,如枸橼酸钙等,因为有机酸钙更易被人体吸收。

甲状旁腺功能减退和慢性肾功能衰竭患者常合并高磷血症。因此,不要选用含磷的钙补充剂(如磷酸氢钙),宜选用碳酸钙、枸橼酸钙。

枸橼酸钙会增加肠道铝的吸收,故服用含铝制剂者禁用。

葡萄糖酸钙不适用于糖尿病患者。

高尿酸血症、高钙血症为钙补充剂的禁忌证,建议患有上述疾病的患者选择其他方式防治骨质疏松。有肾结石的患者也应慎用钙补充剂。

3. 钙补充剂的服用方法有讲究

钙补充剂的服用方法也会影响补钙效果,比如:分次服用比一次服用吸收量多;低胃酸者在进餐时服药,可使胃酸分泌增多以利于药物的吸收,可与饭同服或饭后即服;咬碎服用可增加药物接触面积,利于吸收;睡前服用可减少夜间骨钙的丢失,补钙效果好。

4. 补钙并非多多益善

人体血钙是在一定范围内达到动态平衡的,过多的钙摄入会增加身体代偿负担。因此,钙补充剂的日剂量通常不得超过2 000mg,否则可能会危害健康。需要使用钙补充剂进行治疗的患者,不要盲目服用,应在医师、药师的指导下使用。

5. 不同人群的每日钙摄入量有差异

年龄或时期	适宜摄入量/(mg/d)
0.5 岁以下	300
0.5~1 岁以下	400
1~3 岁	600
4~10 岁	800
11~17 岁	1 000
18~49 岁	800
50 岁以上	1 000
孕妇妊娠中期	1 000
孕妇妊娠晚期	1 200
哺乳期妇女	1 200

以 50 岁以上人群为例,中国营养学会推荐的每日钙摄入量为 1 000mg,除饮食中的钙(约 400mg/d)外,每天还需额外补充约 600mg 元素钙。

6. 防治骨质疏松光靠吃"钙片"是不够的

防治骨质疏松,补钙固然重要,但更为关键的是如何能让钙质有效地被骨组织吸收。维生素 D 在钙的吸收、利用过程中起着重要作用,因此常常与钙补充剂联合使用。此外,还有其他类型的药物,如双膦酸盐类、降钙素类,也常用于治疗骨质疏松,患者可以根据自身疾病情况遵医嘱服用药品。

 药师有话说

　　想要防治骨质疏松,合理用药、坚持运动、保持健康的生活习惯一个都不能少,这样才能把钙"补到位"。想要看到效果不是一朝一夕的事,那些"一针就好""一吃就灵"的治疗方法往往都不靠谱。

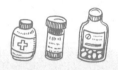

02 鼻炎药里有激素的那点事儿。

首都医科大学附属北京同仁医院　宋智慧(文字)　王蒙(绘图)

 情景再现

五月,对大多数朋友来说,都是外出踏青赏花的好时节,但对于患有过敏性鼻炎的朋友却只能"望窗兴叹"道:"过敏性鼻炎,真的伤不起呀!"

这不前几天,一位患者就带着医生给她开的布地奈德鼻喷雾剂来到用药咨询中心询问药师。究其原因,原来有朋友告诉她这种药是一种激素,这让她有些担心激素的副作用问题,很犹豫要不要用。

在生活中有很多朋友都会"谈激素色变",担心激素副作用太大,往往不愿用药或者不能遵医嘱用药,结果却是耽误了治疗。其实,药物都是一把"双刃剑",有治疗作用的同时也不可避免地会伴有一定的副作用,激素当然也不例外。

现在用于鼻炎治疗的激素主要有:布地奈德鼻喷雾剂、糠酸莫米松鼻喷雾剂和丙酸氟替卡松鼻喷雾剂等。这些药物有显著的抗炎、抗过敏、抗水肿作用,对鼻炎的所有鼻部症状(包括喷嚏、流涕、鼻痒和鼻塞)均有显著改善作用,是目前治疗鼻炎最常用的药物。

至于大家所担心的副作用,药师可以明确地告诉大家,鼻用的激素相对来说安全性还是很好的,全身不良反应很少见,但可能有一些局部的不良反应,如喷鼻后可能会有鼻腔干燥、刺激感、鼻出血等症状,但多数不良反应都是轻度的,问题不大。而且,掌握正确的鼻腔喷药方法可以减少鼻出血发生的概率,尤其是要避免向鼻中隔喷药。

下面就以布地奈德鼻喷雾剂为例,看看鼻喷雾剂的正确使用方法。

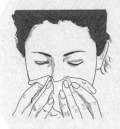

擤鼻,排净鼻腔分泌物,如鼻腔有干痂,可用温盐水清洗鼻腔,将干痂变软后取出再喷药,振摇药瓶,打开棕色的保护盖。

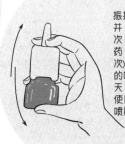

振摇,使其混匀,并试喷。第一次用药前,喷压药剂数次(5~10次),以获得均匀的喷雾。若一整天不使用,再次使用前向空气中喷压一次。

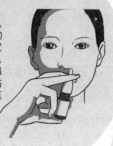

将喷头插入鼻孔，喷压处方规定的剂量。两手交叉方向使用鼻喷剂，即用右手为左鼻侧喷药，左手为右鼻侧喷药，勿按压鼻中隔。

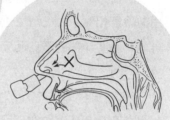

在抽出喷雾剂之前，要始终按住喷雾器（以防鼻中的黏膜和细菌进入药瓶）

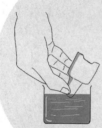

定期清洁药瓶上部的塑料部分，打开瓶盖，扭开白色喷头，在温水中清洗塑料部分，在空气中晾干然后重新装上药瓶。

用药需持续，不可"任性"停药

有一点还要跟大家强调一下，激素不是症状稍有好转后说停药就可以停药的，而是需要服用至足够的疗程。因此，一定要遵医嘱服药。

这是为什么呢？因为激素的抗炎作用有两种机制：一种是快速效应机制，可在短时间内控制急性炎症反应，缓解症状；另一种是基因组机制（也就是基因效应），而这种基因效应起效比较慢，往往需要几天甚至几周才能起效，所以只有达到足够的疗程才能起到持续控制炎症反应状态的作用。

对于轻度和中‐重度过敏性鼻炎的治疗，使用激素类鼻喷雾剂的疗程应不少于2周；而对于中‐重度持续性过敏性鼻炎的疗程就更长了，需要4周以上。

 药师有话说

目前，激素类鼻喷雾剂是治疗鼻炎最常用的药物，不用过于担心不良反应的问题，但是有几点注意事项还是需要强调下：

（1）鼻喷雾剂一定要会正确的使用，用对了才能更好地保证用药安全。

（2）如果需要几种喷鼻的药物联合使用，可按减充血剂、抗组胺剂、糖皮质激素的顺序喷鼻，每种之间最好隔开一定的时间，以免互相影响药效。

（3）用药疗程很重要，不可自行停药，遵医嘱用药才是正理。

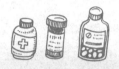

03 盘点常用药品的服用时间。

首都医科大学附属北京朝阳医院　李盟

药师经常会听到患者问一句话："我这个药什么时候吃？"也有越来越多的人开始注意服药期间饮食对药物可能产生的影响。让我们带着下面这些问题一起学习一下怎样正确服药。

- 服药时间不同会影响药物的疗效吗？
- 餐前、餐后服药有讲究吗？
- 饮食对药物有没有影响，服药期间的饮食应注意什么？

 知识加油站

既然服药时间这么重要，我们先来学习一下药品说明书或处方中描述服药时间的专业术语——餐前、餐后、空腹、睡前。

【餐前】指进餐前服用，根据不同药理性质，有些药品建议餐前半小时，有些药品建议餐前1~2小时。

【餐后】一般指进餐后半小时。

【空腹】清晨、餐前 1 小时或餐后 2 小时到下一顿饭之前。

【睡前】指临睡前半小时服用。

下面我们一起来看看按时服药的讲究。

1. 宜清晨服用的药物

类别	常用药品	说明
糖皮质激素	泼尼松、泼尼松龙、地塞米松	减轻对下丘脑 - 垂体 - 肾上腺皮质轴的抑制,防止发生肾上腺皮质功能不全
抗高血压药	氨氯地平、拉西地平、依那普利、贝那普利、氯沙坦、缬沙坦、索他洛尔等	有效控制杓型血压
抗抑郁药	氟西汀、帕罗西汀、瑞波西汀、氟伏沙明	抑郁、焦虑、烦躁等表现为晨重晚轻
利尿药	呋塞米、螺内酯	避免夜间排尿次数过多
驱虫药	阿苯达唑、甲苯咪唑、哌嗪、噻嘧啶	减少人体对药物吸收,增加药物与虫体的直接接触
泻药	硫酸镁	盐类泻药可迅速在肠道发挥作用

2. 宜餐前服用的药物

类别	常用药品	说明
胃黏膜保护药	磷酸铝、复方三硅酸镁、复方铝酸铋	可充分附着于胃壁,形成一层保护屏障
胃肠促动药	甲氧氯普胺、多潘立酮、莫沙必利	利于促进胃肠蠕动和食物向下排空,帮助消化
降血糖药	氯磺丙脲、格列本脲、格列齐特、格列吡嗪、格列喹酮、罗格列酮	餐前服用疗效好,血浆达峰浓度时间比餐中服用提早
钙磷调节药	阿仑膦酸钠、氯膦酸二钠	便于吸收,避免对食管和胃的刺激
抗菌药物	头孢拉定、头孢克洛、氨苄西林、阿莫西林、阿奇霉素、克拉霉素、利福平等	进食可延缓药物吸收
广谱抗线虫药	伊维菌素	餐前 1 小时服用可增强疗效

3. 宜餐中服用的药物

类别	常用药品	说明
降血糖药	二甲双胍、阿卡波糖、格列美脲	减少对胃肠道的刺激及不良反应
助消化药	酵母、胰酶、淀粉酶	发挥酶的助消化作用,并避免被胃酸分解

续表

类别	常用药品	说明
非甾体抗炎药	舒林酸、吡罗昔康、伊索昔康、美洛昔康、奥沙普秦	与食物同服可促使镇痛作用持久,或减少胃黏膜出血的概率

4. 宜餐后服用的药物

类别	常用药品	说明
非甾体抗炎药	阿司匹林、二氟尼柳、贝诺酯、对乙酰氨基酚、吲哚美辛、尼美舒利、布洛芬、双氯芬酸、甲氯芬那酸、甲芬那酸	减少对胃肠道的刺激;塞来昔布因食物可延缓其吸收速度,延长作用时间,不宜餐后服用;阿司匹林肠溶片宜餐前服用
维生素	维生素 B_1、维生素 B_2	有利于吸收
组胺 H_2 受体拮抗剂	西咪替丁、雷尼替丁、法莫替丁	餐后服比餐前服效果更佳,因为餐后胃排空延迟,有更多的抑酸和缓冲作用时间

5. 宜睡前服用的药物

类别	常用药品	说明
抗过敏药	苯海拉明、异丙嗪、氯苯那敏、特非那定、赛庚啶、酮替芬	服后易出现嗜睡、困乏,睡前服用安全并有助于睡眠

续表

类别	常用药品	说明
钙补充剂	碳酸钙	以清晨和睡前服用为佳,减少食物对钙吸收的影响
缓泻药	比沙可啶	服后约 12 小时排便,于晨起泻下

了解完服药的时间,饮食对于药物的影响也是需要我们特别注意的。

➤ **饮茶时不能服用的药物**

小檗碱(黄连素)、红霉素、四环素、含铁制剂、利福平、复合维生素 B 类药物。

原因:茶水中含有鞣酸成分,上面这些药物会与鞣酸发生反应后生成沉淀物质,不能被人体吸收,所以会影响药品的疗效。

➤ **饮酒时不能服用的药物**

如头孢克洛、头孢曲松、甲硝唑、替硝唑、阿司匹林、对乙酰氨基酚、二甲双胍、硝酸甘油、苯妥英钠、硝酸异山梨酯(消心痛)等,镇静类药品如地西泮(安定片)等,治疗结核病的药物利福平、异烟肼,饮酒后也不宜服用感冒药、抗生素。

原因:①饮酒时与某些抗生素同服,如头孢类、甲硝唑、氯霉素等,会引起双硫仑样反应,产生面部潮红、头痛、头晕、恶心、呕吐、出汗、呼吸困难等严重身体不适;②饮酒时服用镇静安眠类药品,可能会加重中枢神经系统的副作用;③饮酒时服用对乙酰氨基酚和阿司匹林，可能会增加肝肾损伤和消化道损伤风险。饮酒时服用二甲双胍，可能增加出现低血糖的风险。

➢ **菠菜与钙剂**

服用含钙制剂的同时不要吃菠菜，菠菜中含有草酸钾成分，不但会使钙离子沉淀不会被人体吸收，还易形成结石。

➢ **西柚与抗高血压药、免疫抑制剂类**

服用抗高血压药（又称降压药）时，不能同时吃西柚，由于西柚中的某种成分会影响肝脏中酶的分泌，使降压药的降血压作用成倍增加，造成血压过低。大部分免疫抑制剂，如他克莫司，与西柚同服会使其血药浓度增加，进而加大不良反应发生率。

➢ **豆制品、奶制品与四环素类**

红霉素、西咪替丁等药物会与豆制品、奶制品中的钙离子产生反应，生成不被吸收的沉淀物，影响药物吸收。

 药师有话说

正确的服药时间是很重要的，如果服药时间不正确、药物与饮食的搭配不合理，会不利于药效的发挥，甚至使毒副作用增加。

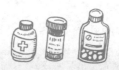

04 正确服用阿司匹林，八个问题你不可不知！

首都医科大学附属北京天坛医院　周博雅

　　阿司匹林这个药品您肯定不陌生，很多老年人的药匣子里都有它。市面上能买到各种规格的阿司匹林，有瓶装的，也有盒装的；有国产的，也有进口的。阿司匹林的功效主要有：解热、镇痛、消炎、抗血小板聚集，但不同剂量的阿司匹林用途不一样。

　　目前，部分中老年人每日服用阿司匹林主要是利用它抑制血小板功能的作用，来预防心脑血管疾病。

 你知道吗？

　　我们的血管中流淌着血液，血液中有一种物质叫血小板。血小板就像漂流在血管内的"创可贴"，血管壁内哪里有伤口，它就"贴"在哪里。但当血液过分黏稠时，这些"创可贴"在血管内变得拥挤，一旦血管壁有轻微损伤，会有很多"创可贴"过来黏附，有些还相互粘连在一起，它们一旦脱落就形成"血栓"。血栓在血管内像个石头，若被血流冲到细小的脑血管中，卡在那里，使脑血管内血流通行不畅，就会导致大脑血流供应不足，造成"缺血性脑卒中"，也就是俗称的"中风"；若是堵在了心血管，那就可能造成"心肌梗死"。

阿司匹林就像是血液中的"黏性清除剂"，使一部分"创可贴"失去黏性，从而减少血栓的形成，预防脑卒中和心肌梗死。

知道了小剂量阿司匹林的作用，下面就由药师再讲讲其正确的用法。

1. 阿司匹林每天吃几片？

通常，预防脑卒中和心肌梗死的剂量为每日 75~150mg，由于不同品牌阿司匹林的规格不同，请您务必看清药品规格，换算成片就是：25mg 规格的每天吃 3~4 片，40mg 规格的每天吃 2 片，50mg 规格的每天吃 2 片，100mg 规格的每天只需吃 1 片。

2. 阿司匹林每天服用几次？

由于血小板被阿司匹林"去除黏性"之后，不能再自行恢复，而每天只有约 10% 的血小板是新产生的，所以一天服用一次阿司匹林就足够了，每天一次就可以将新产生的血小板"去除黏性"。

3. 当身体发生出血时，是否会发生危险？

对于一般人来说是不会的，虽然阿司匹林"清除了血小板的黏性",在血管出现伤口时血小板失去了愈合血管的作用,但血液中还有其他如凝血因子、纤维蛋白、前列腺素等物质发挥凝血作用。因此,对普通人来说,阿司匹林预防脑卒中、心肌梗死等的作用远远大于身体出血的风险。

4. 本来血小板就低,那还应该服用阿司匹林吗?

确实需谨慎! 应让医生帮您分析血小板减少的原因并治疗,通常血小板计数小于 $50 \times 10^9/L$ 时禁用阿司匹林。

5. 患有哪些疾病的人服用阿司匹林有风险?

(1) 痛风患者:100mg/d 的阿司匹林会增加痛风复发的风险,但并不是说痛风患者不能服用阿司匹林。

药师提醒:首先应积极治疗痛风,其次在服用阿司匹林的同时需监测血尿酸。

(2) 哮喘患者:阿司匹林可引起哮喘,若您有哮喘病史,应告知您的医生,个体化评估后判断您是否可以服用,切勿自行加药。

(3) 胃病患者:阿司匹林最常见的副作用就是胃肠道损伤,对于本来就患有胃病的朋友无疑是雪上加霜,但只要同服治疗胃病的拉唑类药品就可以预防阿司匹林伤胃的风险。常见的拉唑类药品有奥美拉唑、艾司奥美拉唑、雷贝拉唑、兰索拉唑、艾普拉唑等。

药师提醒：合用拉唑类药品的同时应选择带有"肠溶"字样的阿司匹林。

6. 没有胃病的人，应如何预防阿司匹林的胃肠道副作用？

购买药品时认准药盒上的"肠溶片"，肠溶片是一种制作工艺，在普通药片的外面包上一层"肠溶衣"，使阿司匹林不会在胃内被消化，而运输到小肠内再被消化，这就大大降低了胃肠道副作用。

药师提醒：肠溶片应整片吞服，不要嚼碎，否则会破坏"肠溶衣"。

7. 阿司匹林该早上吃还是晚上吃？

均可，但有研究表示，睡前服用阿司匹林还具有一定的降血压作用。

药师建议：高血压患者服用降压药血压仍控制不佳时，可睡前服用阿司匹林，同时不应间断降压药，并应定时监测血压。基础血压不高的患者清晨服用即可。

8. 阿司匹林该饭前吃还是饭后吃?

市面上多数阿司匹林都是"肠溶片"或"肠溶胶囊",为了使药物更快到达小肠,应饭前服用;有些阿司匹林包装上未标注"肠溶",这时为避免药物对胃的刺激,应饭后服用。

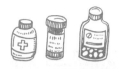

05 八类药物会使尿酸升高，一定要切记！

首都医科大学附属北京朝阳医院　杨辉　崔向丽

随着大众健康意识的提升，不少人都已经了解了高嘌呤饮食、啤酒和海鲜同食等会引起高尿酸血症患者尿酸升高。但是很多人往往不太了解，有些药物其实也会引起尿酸升高。

 你知道吗？

其实，痛风是一组嘌呤代谢紊乱所致的慢性代谢紊乱疾病，而尿酸是嘌呤核苷酸的代谢终产物，尿酸生成和排泄速度之间的平衡决定了血尿酸的水平。某些药物正是通过促进内源性尿酸生成和减少其排出来影响血尿酸水平的。所以，受药物影响，当尿酸的生成大于排出时，痛风也就逐渐形成了。

下面就让药师给大家介绍一下，易引起尿酸升高的八类药物。

1. 抗结核药：吡嗪酰胺、乙胺丁醇、异烟肼。

上述三种药物及其代谢产物与尿酸竞争有机酸排泄通道，减少尿酸排泄，从而引起尿酸升高。

据相关文献报道，有 70%~80% 服用吡嗪酰胺的患者出现血尿酸升高。

结核病患者长期服用吡嗪酰胺、乙胺丁醇、异烟肼等抗结核药物时，可与利福平合用来降低相关副作用，因为利福平可抑制尿酸的吸收，加速尿酸的排泄。

2. 抗血小板药：小剂量阿司匹林。

阿司匹林对尿酸的代谢具有以下双重作用。

（1）大剂量阿司匹林（大于 3g/d）可明显抑制肾小管对尿酸的重吸收作用，使尿酸排泄增多。

（2）中等剂量阿司匹林（1~2g/d）则以抑制肾小管排泄尿酸为主。

（3）小剂量阿司匹林（75~325mg/d）可损害老年人肾功能，而且降低尿酸清除能力。

痛风急性发作时，应避免服用小剂量阿司匹林。

 知识加油站

根据《高尿酸血症和痛风治疗中国专家共识》，小剂量阿司匹林（<325mg/d）尽管会引起尿酸升高，但作为心血管疾病的防治手段不建议停用。临床上应根据患者情况，权衡风险后决定用药方案。

3. 利尿剂：袢利尿剂和噻嗪类利尿剂以及含有利尿剂成分的降压药，如复方利血平。

几乎所有的利尿剂都可以导致高尿酸血症，但以袢利尿剂和噻嗪类利尿剂等排钾利尿剂最常见。原因是肾小球对尿酸盐吸收增加，而对尿酸盐的分泌减少。

4. 降血脂药：烟酸。

据相关文献报道，约20%的烟酸用药者尿酸升高，因此，本药应慎用于痛风或高尿酸血症患者。

烟酸对尿酸升高的影响是呈剂量依赖性的（剂量越大，升高尿酸的作用越明显）。但烟酸衍生物阿昔莫司不引起血尿酸升高。

5. 维生素 C

大剂量维生素C服用3~7天，尿中草酸盐含量可增加10倍，偶有敏感患者可致高尿酸血症、痛风性关节炎发作或肾结石。

6. 肿瘤化疗药：嘌呤拮抗剂如巯基嘌呤、硫唑嘌呤、硫鸟嘌呤等。

该类药物可在肝内黄嘌呤氧化酶的作用下生成尿酸衍生物，偶可致高尿酸血症。

甲氨蝶呤在大剂量给药时，本药及代谢产物沉积在肾小管内而致高尿酸血症肾病。

7. 免疫抑制剂：环孢素。

环孢素可减少尿酸的排泄，增加发生高尿酸血症和痛风的风险。

上述反应与环孢素应用时间较长有关，而与环孢素浓度、剂量关系不大。

8. 部分中药：含有马兜铃酸成分的中药。

天仙藤、寻骨风、马兜铃等中药含有马兜铃酸成分，马兜铃酸对肾功能及尿酸的排泄有明显的影响。

 药师有话说

一般情况下，药物引起的血尿酸升高不需要特殊处理，可以通过多饮水，并保持每日尿量在 2 000ml 以上来促进尿酸排泄，必要时可以加用口服碳酸氢钠碱化尿液。经过上述处理血尿酸值仍持续上升时,应该停用怀疑药物。对于有痛风高风险者或血尿酸较高者,还可以采用服用药物降低尿酸,如别嘌醇。

最后,药师要提醒高尿酸血症患者,对于可能造成尿酸升高的治疗伴发病的药物,如噻嗪类及袢利尿剂、烟酸、小剂量阿司匹林等应谨慎使用。

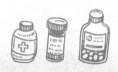

06 八类药物绝不能与咖啡同服！

首都医科大学附属北京安贞医院　彭文星

清晨、午后，或感到疲乏时，不少人都有用一杯咖啡来提神醒脑的习惯，更有爱好者甚至把咖啡当成水喝。但咖啡与药物"相遇"之后，会对身体产生哪些作用呢？是否有一些常用药物和咖啡同服，会"碰撞"出可怕的影响？下面药师就来为您介绍，千万不可以与咖啡同服的八类药物。

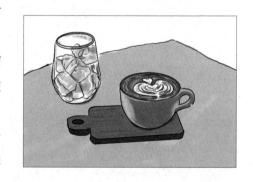

咖啡与药物最好不要同时服用

咖啡确实具有一定的使中枢兴奋、提神醒脑的作用，对工作劳累的人有一定的帮助。但是，一般在服药期间并不适宜饮用。这主要是因为,咖啡中的咖啡因能干扰药物的代谢,与许多种药物都有相互作用,从而可使发生不良反应的风险增加。特别是以下几种药物,如果您平时爱好喝咖啡,同时又服用了以下药物,请您务必记住,服用这些药物期间不宜饮用咖啡。

1. 喹诺酮类抗生素

此类药物包括:左氧氟沙星、莫西沙星等。这些药物都不宜与咖啡因同时服用,这主要是因为,它们可以抑制肝脏中药物的代谢酶,从而减缓咖啡因的代谢,使血药浓度升高而引起中毒,英国曾有因此中毒死亡的报告。

2. 口服避孕药

此类药物包括:复方炔诺酮片、复方甲地孕酮片等。绝大多数口服避孕药会干扰咖啡因的代谢,使咖啡因在体内的停留时间比平常延长 4 小时左右,可能引起机体的不适。而避孕药本身又可因咖啡因的破坏作用,使药效降低甚至失效。

3. 解热镇痛药

此类药物包括:对乙酰氨基酚缓释片(泰诺林)、氨酚伪麻美芬片Ⅱ/氨麻苯美片(白加黑)等在内的很多感冒药。这些药物中含有的解热镇痛药成分,本身就对胃黏膜有刺激作用。而咖啡因会刺激胃酸分泌,从而加重这些药物对于胃黏膜的刺激,严重时可引起胃烧灼感并造成胃出血等危险。

4. 安眠药

此类药物包括:艾司唑仑、地西泮、阿普唑仑等。如果您在平时有失眠症状,就不要喝咖啡了,如果确实要喝,也一定不要与上述镇静催眠药同服。因为咖啡中的咖啡因能引起神经中枢的兴奋,会加重失眠症状,也会阻碍这些药物发挥作用。

5. 利尿药

此类药物包括:氢氯噻嗪、呋塞米、螺内酯等。咖啡因可以促进肾脏的功能,有利尿作用,如果此时同时服用利尿剂,就会增加利尿作用,特别是呋塞米等排钾利尿剂,容易造成体内钾、钠离子的过度流失。

6. 甲状腺激素药

此类药物包括:左甲状腺素钠片、甲状腺素钠等。服用甲状腺素的甲状腺功能降低的患者,如果同时服用咖啡,药物吸收效果会降低约一半。临床中也屡次发生过患者由于喝咖啡导致药效减弱的情况。

7. 骨质疏松治疗药

此类药物包括:阿仑膦酸钠等。咖啡中的咖啡因可以降低人体对钙质的吸收,由此引起骨质疏松。另外,咖啡因也会降低人体对阿仑膦酸钠（骨再吸收抑制剂）的吸收率，致使人体的钙质进一步流失。因此，对于骨质疏松的患者不宜长期服用咖啡。

8. 维生素类

咖啡因可与维生素 B_1 结合，降低药物在体内的吸收。因此，补充 B 族维生素时，尽量不要饮用咖啡。

 药师有话说

如果您不能确定自己所服用的药物是否会与咖啡发生相互作用，那就请您在服药期间尽量避免饮用咖啡。在口服药物时，应尽量选择用白水送服，以减少因食物 - 药物相互作用导致的不良反应。

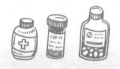

07 "漱"对了治病，"漱"错了致病！
你真的会用漱口水吗？

首都医科大学附属北京口腔医院　程海婷

在口腔医院黏膜科，经常会有患者因为漱口水使用不当，而导致新患疾病或使原有疾病恶化的情形出现。因此，正确使用漱口水至关重要，"漱"对了能治病，"漱"错了则会致病。

 知识加油站

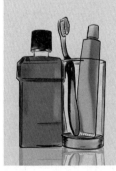

漱口水种类繁多，大体可以分为两类：保健性漱口水和治疗性漱口水。保健性漱口水是在超市可以买到的，具有清新口气和去除食物残渣的作用。治疗性漱口水是只有在医院或药店才可以买到的，具有治疗牙周疾病和口腔黏膜疾病的作用。

1. 哪些人需要使用漱口水呢?

健康人一般不需要使用漱口水,只要早晚刷牙,配合使用牙线清洁就可以了,在外出不方便刷牙时,可以选择使用保健性漱口水。

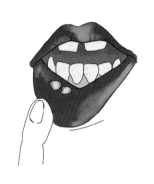

有口腔黏膜疾病或牙周疾病(比如口腔溃疡、牙周炎、牙龈炎等)的患者,需要使用医生开具对症的治疗性漱口水。

2. 治疗性漱口水能否长期使用?

治疗性漱口水中含有杀菌的药物成分,需要在医生或药师的指导下使用,不宜长期使用。因为健康人的口腔中也存在一些正常的菌群,长期使用具有杀菌作用的治疗性漱口水,会导致口腔内菌群失调,严重者还会引发口腔真菌性病变,导致口疮。

3. 治疗性漱口水每次含漱时间越长越有效吗?

有些患者每天频繁使用漱口水,还有些患者每次漱口时在嘴里含漱很长时间,以为这样能更好地治疗疾病,但是效果却往往恰恰相反,甚至有些患者因为没按药品说明正确使用漱口水而导致黏膜疾病癌变。治疗性漱口水应每天使用 2~4 次,每次含漱 1~5 分钟,千万不能因为心急治病每天使用次数过多或每次含漱时间过长,这样反而会增加病情恶化的风险。

4. 漱口水都能直接使用吗?

大部分漱口水都是可以直接使用的,但是有些治疗性漱口水需要稀释后才能使用,比如复方硼砂含漱液(每次用温开水稀释 5 倍后含漱)、浓替硝唑含漱液(50ml 温开水中加入 2ml 含漱液)和 1% 聚维酮碘溶液(用凉开水稀释 1~2 倍)。

 药师有话说

◆ 漱口水的使用适宜在饭后或早晚刷牙后。

◆ **漱口水不能吞服**(康复新液、西帕依固龈液除外)。

◆ 用漱口水漱口后,不要再用清水漱口,并且半小时内不要喝水或吃东西。

◆ 如果同时使用两种漱口水,需要间隔至少 2 小时。

◆ 使用漱口水不能替代刷牙,刷牙能通过物理摩擦去除牙齿表面的牙菌斑,这一点漱口水是做不到的。

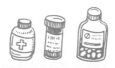

08 益生菌、益生元和合生元傻傻分不清?

首都医科大学附属北京友谊医院　夏雨

近年来,益生菌、益生元和合生元已经成为健康界的热门话题,市面上琳琅满目的益生菌类药物让人眼花缭乱,除了婴幼儿配方奶粉中的应用,相关药物也是层出不穷。但到底什么是益生菌、益生元和合生元? 应该怎么使用? 使用时又有哪些注意事项呢? 下面就由药师来为您逐一分析。

 你知道吗?

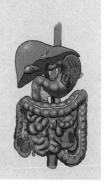

人体的肠道如同一个"热带雨林",居住着种类繁多的微生物,这些微生物被称为肠道菌群。不同肠道位置、不同年龄阶段的人群体内的肠道菌群按一定的比例组合,各菌群间互相制约、互相依存,在"质"和"量"上形成一种生态平衡。

1. 到底什么是益生菌、益生元和合生元?

益生菌是一类对宿主有益的活性微生物,是定植于人体肠道、生殖系统内,能产生确切健康功效从而改善宿主微生态平衡、发挥有益作用的活性有益微生物的总称。

益生元通俗来讲就是益生菌的食物,为非消化性食物成分(主要由人体酶难以消化的非淀粉多糖和低聚糖构成)。益生元是通过选择性地刺激一种或者少数菌落中的细菌的生长与活性而对宿主产生有益的生理作用,从而改善宿主的健康。

合生元是指同时含有益生菌和益生元的混合制剂。当然,并不是简单地混合在一起,而是合生元添加的益生元必须既能促进本制剂中益生菌的增殖,又能促进肠道中益生菌定植和增殖。益生菌和益生元相辅相成,共同发挥作用,为胃肠道建立了一个良好的微生态环境。

2. 您需要什么样的益生菌?

临床上总有些患者问:"为什么我吃益生菌不管用啊? 益生元我也吃过,也没有什么效果!"这时就需要认真考虑一下"您吃的益生菌是您需要的吗?"

例如,常使用的双歧杆菌属益生菌,肠道内共有 8 种,数量最多的是两歧双歧杆菌、婴儿双歧杆菌、青春双歧杆菌、长双歧杆菌和短双歧杆菌。

在不同的年龄阶段,人体肠道内双歧杆菌的组成和比例是不一样的。比如在儿童阶段,以婴儿双歧杆菌、两歧双歧杆菌和长双歧杆菌为主;而青壮年和老年人则主要以青春双歧杆菌和长双歧杆菌为主。另外,随着年龄的增长,以及受不良饮食习惯和疾病等的影响,人体肠道内双歧杆菌的数量和比例很有可能会大幅下降,不利于人体健康。

因此,不同年龄、不同疾病的患者使用的益生菌种类也不一样,服用益生菌制剂时应该根据医生或药师的意见选择适宜的菌属。

3. 什么时候吃益生菌,什么时候吃益生元?

选择益生菌一定要了解自己的胃肠情况,是便秘型、腹泻型还是排便不畅型,如果是急性腹泻,那补充冷链保存的益生菌效果比较明显;但如果经常便秘,这时候更推荐使用益生元来增加肠道内固有菌群的数量;如果是属于排便不畅且单纯补充益生菌或者益生元都没有明显作用时,就建议使用合生元制剂了。

4. 使用益生菌制剂的几个误区

误区一:用热水泡服

益生菌需要用水或牛奶冲服。很多人常用开水来泡牛奶或从饮水机热水口接了开水后,立即放入益生菌颗粒搅拌。这两种方法都是不可取的。很多益生菌药物都是冻干活菌,水温过高则部分细菌会被杀死,药效就会大打折扣。

这类药物溶解时水温不宜超过40℃。所以,最好等水或牛奶晾至不感觉到烫时再冲泡或服用药物。

误区二：腹泻时跟抗菌药物一起用

不少腹泻是肠道菌群失调所致，医生开具了地衣芽孢杆菌活菌胶囊（整肠生）等益生菌调理后，有的患者会自行购买诺氟沙星（氟哌酸）或头孢类抗生素一起吃，服用很久还是腹泻，还认为是医生开错药了。

殊不知，诺氟沙星等抗菌药物能抑制甚至杀死益生菌，合用时药效肯定不佳，故不应同服。如果根据病情的确需要使用时，两者也应间隔 3 小时再服用。

误区三：跟铋剂等一起用

不少消化不良的人，会将益生菌类药物和果胶铋等铋剂合用。其实，铋剂、鞣酸（如鞣酸蛋白）、药用炭（如爱西特）、酊剂（如颠茄酊）等制剂有吸附活菌的作用，合用会影响益生菌的疗效，所以最好也不要一起使用。

误区四：什么时候吃益生菌都可以

有人认为空腹或早上起来吃比较好，肚子里没东西时吸收得更多。其实空腹时胃酸过高，反而会降低益生菌的活性，因此，建议应该饭后服用，此时食物已经中和了胃酸，这时候再服用益生菌就不会被胃酸"杀死"了，也就更有利于活菌顺利达到肠道发挥更好的效果。

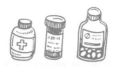

09 吃药喝水有讲究。

首都医科大学附属北京朝阳医院　王子惠

吃药的方法，每个人各不相同。有的人喜欢用凉水，有的人喜欢用热水，有的人喜欢多喝水，还有的人甚至不用水就能将药片咽下。

不过，药师想告诉大家，吃药喝多少水，可不能以个人喜好而自行决定。因为服用的药物不同，所需要的水量也有所不同，水的用量不对的话，反而会影响药物吸收。

 你知道吗？

服药前应先润喉。服药前需要先喝一口水来润一润咽喉和食管，如果不这么做，药片就很容易贴在咽喉和食管侧壁上，出现"你以为吃进去了"的假象，特别是有些药物对于食管黏膜还有一定的损伤作用，可能会伤害食管。

1. 需大量饮水的药物

（1）对食管黏膜损伤比较大的药物：如阿仑膦酸钠、氨茶碱、泼尼松等，服用这些药应喝 200ml 以上的水。

（2）一些抗生素：喹诺酮类（如左氧氟沙星等）、磺胺类药物、抗病毒药（如阿昔洛韦等），它们的代谢产物易在尿中析出结晶，可引起结晶尿、血尿、尿痛等，所以服药期间应大量饮水。

（3）容易引起水和电解质丢失的药物：解热镇痛药（如含有对乙酰氨基酚的感冒药），部分患者服后会大量出汗引起脱水。盐类泻下药（如硫酸镁等）会造成电解质的丢失。服药时多喝点水可补充人体对水的需求，防止体内水、盐代谢紊乱。

（4）服用后可能产生口干的药品：如阿托品片、山莨菪碱片等，吃药时也应多喝水。

2. 需少量饮水的药物

（1）最常见的是一些抗酸、保护胃黏膜的药物：如铝碳酸镁片等。这类药物主要依靠覆盖在受损胃黏膜上形成保护膜而起效，大量饮水会稀释保护膜，故服药时一般只需少量水送服即可，且服药后半小时内不宜喝水。

（2）常用的毒素吸附药物：如蒙脱石散，其具有较强的吸附力，药物可均匀地覆盖在整个肠腔表面，以吸附致病微生物，故每次服药只需 50ml 水冲服。

（3）咀嚼片不宜多喝水。多喝水会妨碍正常咀嚼。

3. 不宜饮水的药物

止咳类药物：如止咳糖浆、复方甘草合剂等，这些药物较黏稠，服用后药物会黏附在咽部，直接作用于患处，从而起到消炎、止咳作用，如果喝过多水，会使局部药物浓度降低。一般要求服完止咳糖浆 5~10 分钟内不要喝水。

4. 不宜饮用热水的药物

（1）含活性菌类的药物：如双歧杆菌三联活菌胶囊（培菲康）、地衣芽孢杆菌活菌胶囊（整肠生）、枯草杆菌二联活菌颗粒（妈咪爱）等。

（2）维生素类药物：如维生素 C 片。

（3）蛋白质类药物：如胰酶肠溶胶囊等，热水会导致蛋白质变性，失去药效。

（4）其他一些特殊的药物：比如桉柠蒎肠溶软胶囊等一些胶囊，热水会使胶囊外壳发生软化，导致药物的提前释放。总之，使用前要认真阅读药品说明书。

 知识拓展

胶囊类的药物，一般都有些特殊的问题，如对胃肠道有刺激性、口感不好、易挥发、在口腔中易被酶分解或吸入气管的粉末或颗粒。这些药装入胶囊，既保护了药物不被破坏，也保护了消化道和呼吸道。同时，服用这类药物时也要注意以下几点：

● **站立或坐立服用**。这样更利于胶囊的吞咽，使其快速通过食管、胃部，避免胶囊释放后，药物对食管或胃部造成损伤。

● **胶囊不能剥开服用**。有些药物易被口腔中的酶分解，剥掉外壳会失效。有些对胃肠道刺激较大的药物，剥开可能引起胃痛。另外，缓释、控释以及肠溶胶囊也不可剥开服用，会影响起效时间。（有些儿童用药例外，比如整肠生。具体服药方法请注意阅读药品说明书。）

● **喝水**。应服用温开水，"服药前、中、后，3大口水不能少"。

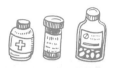

10 六类药物不可和西柚同食。

首都医科大学附属北京朝阳医院　宫丽丽

不论是夏季运动过后饮一杯冰镇橙汁去暑,还是在工作之余喝一杯微热的西柚汁解乏,都是十分惬意的事情。

但是,如果您正在服用以下六类药物,请和西柚"保持距离"。

 知识加油站

西柚的活性成分能够抑制肝药酶(细胞色素 P450)的活性,而许多药物都需要经过肝药酶的代谢最终排出体外。因此,西柚能**抑制肝药酶活性,影响药物分解**。所以,如果服用这类药物的同时吃了西柚,药物不能被代谢而在体内大量蓄积,可能引起药效过强,影响治疗,甚至会出现不良反应。

1. 降血脂药

如果在服用阿托伐他汀、洛伐他汀、辛伐他汀等降血脂药期间吃西柚,患者发生肌肉疼痛、横纹肌溶解的可能性会增大,严重时还可能发生急性肾衰竭。

2. 降压药

由于西柚本身也有降血压的作用,加上它还能使降压药的血药浓度增高,服用硝苯地平、尼莫地平、维拉帕米等降压药期间喝西柚汁,就好比服用了过量的降压药,会使血压骤降,轻则引起头晕、心慌、乏力,重则诱发心绞痛、心肌梗死或脑卒中。

3. 镇静安眠药

西柚会增大地西泮(安定)、咪达唑仑、三唑仑等药物引起眩晕和嗜睡的可能性,高空工作者和司机用药期间尤其要注意。

4. 抗过敏药

西柚可能诱发特非那定等抗过敏药的不良反应,引起头昏、心悸、心律失常等症状,严重者甚至可能发生猝死。

5. 免疫抑制剂

西柚可使环孢素等免疫抑制剂的血药浓度增高,增大肝肾毒性。若这类药长期与西柚同吃,有诱发肿瘤的危险。

6. 避孕药

西柚会阻碍女性对避孕药的吸收。服用了避孕药的妇女如果在性生活后食用西柚或西柚汁,可能导致避孕失败。所以,为了安全起见,服药前 3 天和服药后 6 小时内最好避免食用西柚或西柚汁。否则,应咨询医生后调整用量,或遵医嘱换用其他不与西柚发生相互作用的药物。

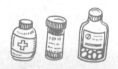

11 滴耳液是这样"滴"的。

首都医科大学附属北京同仁医院　陈鑫(文字)　王蒙(绘图)

滴耳液可能大家见得不多,小小的一瓶也不怎么起眼,但它却是治疗耳科疾病的常用制剂。比如化脓性中耳炎、外耳道炎、耳道霉菌病、耵聍栓塞等耳病,医生就会开具滴耳液,用来消炎杀菌、消肿止痛或软化耵聍,可见滴耳液的重要性。

但你知道如何正确使用滴耳液吗? 首先来了解一下我们耳朵的构造及功能。

我们的耳朵分为外耳、中耳、内耳三个部分,其中:

外耳,接收外界的声音,并将沿着耳道引起鼓膜震动。

中耳,鼓膜的震动引起

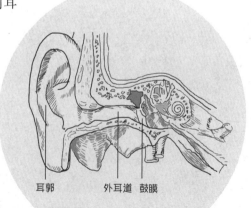

耳郭　　　外耳道　鼓膜

听骨链的震动,将声音传到内耳。

内耳,可产生神经冲动,冲动沿听神经转为神经能,将信息传到大脑。

了解耳朵的构造后,再来看滴耳液的使用方法和注意事项。

1. 滴耳前:滴耳液冷热要适中。

滴耳液温度不能过低:有一些患者在冬天使用滴耳液后,感到头晕、恶心,这其实是滴耳液温度过低的缘故。

人的内耳前庭器官对冷刺激非常敏感,当滴耳液的温度过低时,就会打破内耳的温度平衡,内耳前庭器官受到冷刺激后,就会引起眩晕、恶心。

当然,滴耳液温度也不能过高:一方面,耳道不适应高温液体,温度过高会烫伤耳内黏膜;另一方面,高温下滴耳液药物成分会分解,使药效降低。

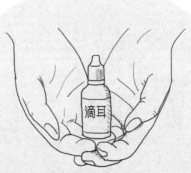

洗净双手,将耳道内分泌物清理干净并保持耳内干爽。一般用消毒棉签或蘸有 3% 双氧水的消毒棉签拭净。

2. 滴耳中：缓慢适度，不可过多。

将外耳道拉直后再缓慢滴入，使药液沿着外耳道壁缓慢流入内耳，一般每次滴3~5滴，每日滴3次。大家千万不要认为多滴一些会好得快，滴液过多不仅会浪费药液，而且有可能引起眩晕等不适反应。

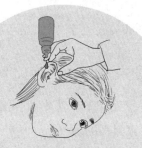

滴药时，一般取坐位侧偏头或侧卧于床上，患耳外耳道口向上。

注意不要将药瓶的瓶口伸入或触碰耳内，应距离耳道2~3cm，以免造成药液污染。

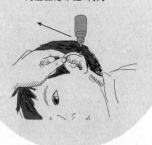

成人及3岁以上儿童向后上方牵拉耳郭。

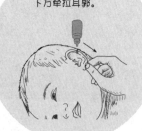

3岁以下儿童向后下方牵拉耳郭。

3. 滴耳后：让耳朵"洗个澡"。

对于有些药品来说，滴药后进行耳浴是十分必要的，甚至部分药品说明书上标有明确要求，滴耳后进行约10分钟的耳浴。

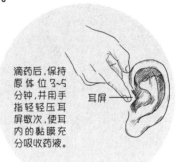

滴药后，保持原体位3~5分钟，并用手指轻轻压耳屏数次，使耳内的黏膜充分吸收药液。

耳屏

那什么叫耳浴呢？ 简单来讲，耳浴就是将药物滴入耳道，并尽量充满外耳道，一般6~10滴，静置10分钟，以使耳内黏膜充分吸收药物，这类似于给耳朵"泡澡"。

如果不揉耳屏，外耳道最里面可能会产生气泡，药液没有完全接触。

耳郭

外耳道

鼓膜

×

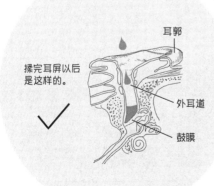

揉完耳屏以后是这样的。

耳郭

外耳道

鼓膜

✓

起来后,外耳道由原先的竖直状态变成水平状态,外耳道里的药液会流出一部分,这是正常现象。

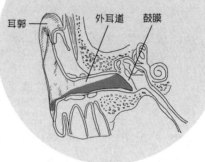

然后变换体位,使药液流出来,用干净的棉签擦掉流出的药液即可。

耳郭　　外耳道　　鼓膜

最后,要把瓶子拧好!

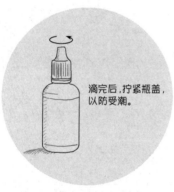

滴完后,拧紧瓶盖,以防受潮。

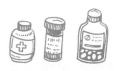

12 眼药水开瓶后你可别抠门。

首都医科大学附属北京同仁医院　张松

工作中一整天都对着电脑屏幕,回到家又不舍得放开手机,很多朋友们都因用眼过度而致眼干、眼涩、眼疲劳,故选择使用眼药水等眼用制剂来缓解眼部不适的人越来越多。

可对大多数人来说,通常一瓶眼药水打开后滴上几次,还剩下不少,就会等到下次不舒服了再找出来使用。可是,剩余的滴眼液还在不在药品规定的有效期内? 还能否继续使用? 可以继续使用多长时间呢?

事实上,眼药水等眼用制剂也是药品,是有有效期和使用期限的,而且开封后的贮藏和保存,也有着严格的要求。下面药师就来教你正确认识、使用眼用制剂。

1. 眼用制剂开封后,使用期限不得超过 4 周

《中华人民共和国药典》(2020 年版)中规定:眼用制剂(滴眼剂、洗眼剂、眼膏剂、眼用乳膏剂、眼膜剂等)启用后使用期限

最长不得超过 4 周。因此,除非药品说明书中另有规定,对于开封后的眼用制剂,即使仍在药品有效期内,开启后也应在 4 周内尽快使用。

 知识加油站

有效期和使用期限是两个不同的概念。

有效期:指药品在规定的贮存条件下,能够保持质量的期限。

使用期限:指打开药品最小包装后在规定的贮存条件下的保存时间。

眼用制剂一旦开封,容易在使用和保存过程中被泪液及空气中的微生物污染,产生安全隐患。即使大多数眼用制剂中添加了抑菌剂抑制细菌生长,防止药品变质,但其在贮存过程中仍然有可能因药物成分或包装容器等因素影响而发生变化。因此,要规定开封后的使用期限来确保使用的安全。

2. 期限更短或更长,特殊说明要看好

凡事总有例外,眼用制剂由于特殊包装形式、药物性质等因素,会有一些使用期限或长或短的特例:

(1)**采用特殊的罐装封装形式**:这种形式主要有两种,一种如羧甲基纤维素钠滴眼液等,采用的是无防腐剂单剂量包装,这类滴眼液顾名思义,小瓶中装载的药量只供一次使用,用后即

弃。还有一种形式,如采用多剂量无气泵装置的玻璃酸钠滴眼液(如海露),该药即使没有抑菌剂,也可在开封后使用 12 周。

(2) **药物性质的因素**:如小牛血去蛋白提取物眼用凝胶、重组人表皮生长因子滴眼液、环孢素滴眼液、麝珠明目滴眼液等,使用期限从 7~15 天不等。

3. 怎样使用眼用制剂最稳妥?

既然眼用制剂的使用期限各不相同,那么广大患者该怎么做到正确使用呢? 在这里,药师给你几个建议。

(1) 仔细阅读药品说明书,如果有特殊的使用期限规定,需严格执行。若无,则开封后 4 周内使用。

(2) 药品的外包装盒不要扔掉,在上面写上药的开封日期"于 ×××× 年 ×× 月 ×× 日打开"或根据使用期限标注"在 ×××× 年 ×× 月 ×× 日之前使用"等信息,起到必要的提示作用。

(3) 也可以到用药咨询中心,让药师指导你正确使用。

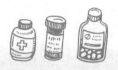

13 九价 HPV 疫苗你适合打吗？

首都医科大学附属北京同仁医院 解玥

宫颈癌是公认的"女性杀手"，且患病人群呈年轻化趋势。人乳头状瘤病毒（human papilloma virus，HPV）感染是引发宫颈癌的主要病因，接种 HPV 疫苗是目前预防宫颈癌最直接、最有效的方法之一。

但是，宫颈癌这种科学意义上"可预防"的癌症，你真的了解吗？二价、四价、九价，不同的数字，对应的适宜接种人群和注意事项又有哪些不同？接下来，药师就带你一起了解一下！

 你知道吗？

宫颈癌是全球范围内常见的恶性肿瘤之一。2012 年，全球宫颈癌发病数为 52.8 万例，年死亡数为 26.6 万例。90% 以上的宫颈癌都是 HPV 感染所引起。

1. 宫颈癌的主要病因——HPV

人乳头状瘤病毒(HPV)是一种能引起人体皮肤黏膜鳞状上皮增殖的病毒。目前已发现的HPV亚型有150多种。根据HPV亚型的不同,人感染后会出现皮肤黏膜鳞状上皮细胞增殖,形成寻常疣、生殖器疣等症状,可引发癌前病变、宫颈癌、肛门癌等。高危型HPV感染是一种"以防为主,防治结合"的疾病。鉴于其感染后致癌风险高、危害性大,对于HPV暴露高危人群建议接种HPV疫苗。

目前在我国,性传播是HPV最常见的传播途径,带有创口的皮肤或黏膜的接触也可感染。有多名性伴侣者、免疫缺陷者、过早开始性行为者,为HPV感染的高危人群。

2. 二价、四价、九价有何区别?

HPV疫苗是一种可以用于预防部分特定HPV亚型感染的疫苗。现有二价、四价、九价的HPV疫苗。不同价数的疫苗覆盖的HPV亚型不同:

二价疫苗预防16、18亚型的HPV,可预防70%宫颈癌的发生。

四价疫苗预防6、11、16、18亚型的HPV,可预防70%宫颈癌的发生。

九价疫苗预防6、11、16、18、31、33、45、52、58亚型的HPV,可预防90%宫颈癌的发生。

3. 哪些人群适合接种 HPV 疫苗?

接种年龄限制:因各国临床试验的不同,使得不同国家对于疫苗接种年龄上的限制有所不同。建议按照属地推荐年龄进行注射。

二价疫苗,我国的接种年龄限制为 9~45 岁。

四价疫苗,我国的接种年龄限制为 20~45 岁。

九价疫苗,我国的接种年龄限制为 16~26 岁。

疫苗接种人群限制:孕期或有怀孕计划的人群不建议接种。对于备孕、孕期妇女来说,由于疫苗上市后临床数据有限,目前未见 HPV 疫苗妊娠毒性的数据报道。注射疫苗期间应采取有效避孕措施。如接种疫苗过程中怀孕,应停止后续接种,待产后再进行其他剂次的接种。

4. 男性是否可以接种该疫苗?

男性可携带 HPV,也可因 HPV 感染引发生殖器疣、肛门癌等。对于 HPV 暴露高危人群的男性,可接种四价或九价疫苗。

5. 曾感染或有过宫颈病变,可以接种吗?

已经感染 HPV 的人,也可注射 HPV 疫苗,疫苗可以保护当事人免受未感染亚型 HPV 的侵害。

6. 接种了疫苗后,还用做宫颈癌筛查吗?

HPV 疫苗不能 100% 预防宫颈癌,HPV 疫苗也不能替代宫颈癌筛查在宫颈癌防控中早发现、早治疗的地位,因此接种后仍需定期进行宫颈癌筛查。

从疾病防控角度上讲,建议尽早接种疫苗,达到早预防、早获益的效果。

7. HPV 疫苗有副作用吗?

HPV 疫苗较常见副作用是注射部位的暂时疼痛。偶可见全身不良反应,包括头晕、疲劳、乏力、过敏等。

8. 想要接种,应该去哪里? 有哪些流程?

目前我国各省份的社区卫生服务中心、预防保健中心、妇幼保健院等医疗机构都可以预约接种。接种前,需经专业医师进行问诊,对于符合注射条件的申请者进行三剂为期半年的疫苗注射。

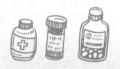

14 这些让你"变胖"的药物，你了解吗？

首都医科大学宣武医院　裴彤　曾艳

 情景再现

天刚热起来，不少爱美的小姑娘就已经迫不及待地将短裤、短裙穿起来，换上吊带、露脐装走上街头，成为一道道靓丽的风景线。不过，有人欢喜有人愁，看着大家纷纷穿上夏装，小李捏捏身上的肉肉，心道："藏不住了……"

30来岁的小李，身材健美，相貌出众，加上时尚的衣品，让她也曾是街上"最靓的仔"。不过，由于工作应酬越来越多，加上生活方式不规律，年纪轻轻的她竟得了糖尿病。这一年来，降血糖药没有间断，虽然病情得到了很好的控制，但是体重却"失控"了。看着自己走形的身材，小李找到药师咨询："为什么吃药会发胖呢？我是不是以后就会一直胖下去了？"

相信小李的疑问很多朋友也遇到了。其实,不只是降血糖药,还有很多药物也会影响体重。那么究竟哪些药物会增加体重呢？因服药而变胖有什么方法可以控制吗？药师来为您一一解答。

1. 降血糖药

代表药物:胰岛素、格列本脲、格列吡嗪、格列齐特、格列美脲、吡格列酮、罗格列酮。

糖尿病对患者的体重有明显影响,有些降血糖药也会影响体重,比如:

(1)二甲双胍和利拉鲁肽等会使体重减轻。

(2)磺脲类降血糖药,如格列本脲、格列吡嗪、格列齐特、格列美脲,是通过促进胰岛素的分泌来降低血糖的。内源性胰岛素增多,可促进机体的各种合成代谢,从而导致体重逐渐增加。另外,服药后体内产生较多的胰岛素,会使患者出现低血糖反应,患者会有意无意间进食较多的食物,也会导致体重增加。

(3)噻唑烷二酮类药物,如吡格列酮和罗格列酮,可能通过增加机体对胰岛素的敏感性和导致体内水钠潴留,使体重增加。

2. 抗精神病药物

代表药物:氯氮平、奥氮平、氯丙嗪、利培酮、氟哌啶醇。

目前很多临床研究者普遍认为,体重增加可能是药物通过激动或阻断某些神经递质的受体引起的。比如：

（1）阻断 5- 羟色胺受体，使患者饱胀感减退，进而食欲增加。

（2）阻断肾上腺素受体，能抑制脂肪生物代谢转化，使体内脂肪量堆积。

（3）阻断乙酰胆碱受体，会引起口渴，增加饮用高热量饮料的概率，从而导致体重增加。

抗精神病药物对于上述一种或几种抗体具有阻断作用，所以也可能增加患者体重。

3. 抗癫痫药物

代表药物：丙戊酸钠、卡马西平、拉莫三嗪、加巴喷丁。

很多癫痫患者都是需要长期服药来控制病情的，抗癫痫药常常引起代谢紊乱，特别是会使青少年和儿童体重增加。

抗癫痫药物导致体重增加的机制：一方面是由于抗癫痫药物具有镇静作用，这会使患者睡眠时间增加，活动相对减少；另一方面，其可通过影响神经递质而引起患者食欲增加。

抗癫痫药物通常需要根据患者的体重来计算用量，体重增加后应告知医生，必要时调整剂量。

4. 糖皮质激素

代表药物：泼尼松、甲泼尼龙。

糖皮质激素属于类固醇的一种，服用过多的糖皮质激素会诱导向心性肥胖,这是一种以面部圆润、背部肥厚、腰宽、腹部呈球形隆起、四肢近端肥胖粗大而远端细弱、与躯干不相对称的特殊体型。

体重增加的程度与服药的剂量和疗程有关,停药后一般会自行逐渐消退,数月或较长时间后可恢复正常。

 药师有话说

药物引起的体重增加不必过多担心,患者体重的增加会相对稳定,平时多参与运动、控制饮食等,体重就会下降。

如果患者因过度担心体重增加而放弃治疗,那么疾病的康复时间必将推迟。因此,患者应积极配合治疗,一般康复停药后,体形也会渐渐恢复原态的。

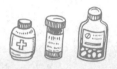

15 带你了解被"妖魔化"的避孕药。

首都医科大学宣武医院　邱雨婕　白向荣

对于育龄男女来说,避孕药这个名字并不陌生,但是如何使用,很多人都只是一知半解。

"朋友说吃避孕药特别伤身体,那我还是别吃了""性生活频繁但是不想带安全套,可以长期服用避孕药来代替吗?""当时难免忘记做好防护措施,事后避孕药管用吗?""听说服用避孕药一年不能超过3次,我已经吃了3次了,还能再吃吗?"

避孕药的合理使用,可以帮助女性保护自己,免受意外怀孕对身体造成的伤害。因此,每一位女性,都应该了解避孕药的知识。但是,市面上的短效避孕药、紧急避孕药却让大家在选购的时候感到十分头大,使用时的一些不良反应也让她们在服药时倍感焦虑。

那么短效避孕药和紧急避孕药有什么区别? 又该如何选择呢? 长期使用避孕药是否安全呢? 哪些人群不宜使用避孕药呢? 下面药师就来详细地讲解一下,你应该了解的避孕药。

1. "短效避孕药"与"紧急避孕药"

"短效避孕药" 之所以叫做短效避孕药,是因为每一片药里面的雌激素、孕激素含量是很低的,需要每日坚持服用才能保证自己处于"避孕状态",在规范服药期间,可有效避免意外怀孕,如果配合避孕套,可进一步保证避孕效果。另外值得注意的是,服用避孕药并不能预防性病传播。

"紧急避孕药" 可以理解为无防护措施性行为后的"亡羊补牢",及时服用紧急避孕药可以很大程度避免怀孕(理论上 72 小时内服药,避孕有效率约为 85%)。

相关知识汇总表

分类	短效避孕药	紧急避孕药
适应人群	有规律性生活、需要避孕的人(没有生育过的妇女和生育过的妇女都可以使用)的日常避孕方法	无保护性生活或避孕失败后,为防止非意愿的妊娠而采取的补救避孕方法
常见药物	复方口服避孕药,如去氧孕烯炔雌醇片、炔雌醇环丙孕酮片、屈螺酮炔雌醇片等	左炔诺孕酮片

分类	短效避孕药	紧急避孕药
主要成分	微量雌激素和孕激素	左炔诺孕酮 1.5mg（一次服用，或分 2 次服用）
服用时间	每天服用方能产生避孕效果，漏服避孕药容易失去保护作用	房事后 72 小时之内（拖得越久，避孕成功率越低）

2. 担心短效避孕药危害大而不敢用？

复方口服避孕药（combined oral contraceptives，简称 COC）是目前全球范围广泛使用的高效避孕药物之一，是含有低剂量雌激素和孕激素（与女性体内天然的雌激素和孕激素相似）的复合甾体激素制剂。

目前，大量的基础研究和临床研究证实，复方口服避孕药除了避孕效果显著之外，健康获益也远远大于其可能存在的风险。

然而，复方口服避孕药在我国育龄期妇女中的使用率是非常低的。一方面，大众对激素类药物有恐惧心理；另一方面，人们对其了解不足或存在偏见。这都是复方口服避孕药使用率低的主要原因。

那么服用复方口服避孕药是否会对人体造成危害呢？看看下表大家就会了解了。

COC 与生育的关系	(1) COC 对生育的影响是可逆的,停药后即可恢复。 (2) COC 本身无致畸作用,不增加胎儿先天性畸形的风险,对染色体无影响。 (3) COC 对生育力有保护作用
COC 与心血管疾病的关系	COC 在健康妇女中使用心血管疾病发生的绝对风险极低。应用 COC 时应排除禁忌证
COC 与恶性肿瘤的关系	(1) 健康妇女使用 COC,可降低卵巢癌、子宫内膜癌和结直肠癌的发生风险。 (2) 不增加或轻微增加乳腺癌的发生风险。 (3) 仅增加了感染 HPV 的妇女发生子宫颈癌的风险,对未感染 HPV 的妇女并无影响(使用 COC 超过 5 年的妇女,子宫颈癌发生的风险增加约 3 倍)。 (4) 使用 COC 的妇女与从未使用过 COC 的妇女相比,结直肠癌的发病风险降低 15% 左右

3. 哪些人不适宜使用短效避孕药?

当然,并不是任何人都可以使用复方口服避孕药的,下表清晰地列出了复方口服避孕药的禁忌证。

现有任何血栓疾病,VTE(venous thromboembolism,静脉血栓栓塞)病史(雌激素增加 VTE 风险,但是没有病史的话增加的风险很小,而且风险依然小于怀孕本身,怀孕会大大增加 VTE 的风险)

心脏病史

高血压(高于 160/100mmHg。如果吃药控制住了可以使用)

中风史

糖尿病并伴有视网膜病变/肾病/周围神经病变

没有确诊的阴道出血(由于吃避孕药也可能引起偶尔出血,一般开始服药的时候最容易发生。如果此时吃药,医生会难以分辨到底是因为有病还是因为吃药,从而耽误诊断。莫名的、非经期的阴道出血可能是宫颈癌等严重疾病的前兆,因此如果有这种情况要及时就医)

严重的肝硬化或肝癌

已有或者怀疑乳腺癌

已怀孕或者怀疑已怀孕(这不是因为会影响胎儿,而是怀孕后自然不会排卵了,也就没必要避孕了)

产后 4~6 周内,母乳喂养(这是因为产后过早服避孕药会影响泌乳)

每天吸烟超过 15 根并年龄超过 35 岁(这是因为有证据显示在这类人群中避孕药可能增加心肌梗死和中风的风险)

复方口服避孕药的禁忌证,大部分与年龄和一些基础疾病有关。普通的年轻女子是不会有任何问题的。不过在**初次开始服用前,还是要咨询专业医师或药师,确保用药安全。**

4. "事后避孕药"应该怎么用?

大家常说的"事后避孕药"是指"紧急避孕药"。接下来让我们来看看经常出现的紧急避孕药使用误区有哪些。

误区一:紧急避孕药可以经常服用

当然错! 把紧急避孕药当作日常的避孕方法,那绝对是大错特错！**紧急避孕药里面激素的含量相当于短效避孕药的5~10倍**,对身体造成的影响远大于前面提到的复方口服避孕药,且成功率只有85%。所以不如采用更科学、可靠、安全的避孕方式,不让自己暴露在那15%的危险中。

误区二:每年吃紧急避孕药不能超过3次

大错特错！其实这个说法,是想强调太过频繁服用紧急避孕药会对身体造成影响。然而如果真的再次发生了无保护措施的性行为,面临怀孕的风险,为什么不能吃紧急避孕药呢？毕竟意外怀孕后人流的危害,远远大于多吃一次紧急避孕药！

关于每年能吃几次紧急避孕药,目前还没有哪家权威组织进行限定。世界卫生组织认为,无明确证据显示重复使用紧急避孕药会造成任何健康风险。美国妇产科医师学会(ACOG)认为,即使在同一个月经周期,也可以多次服用。

对于紧急避孕药,应该建立这样的认识:不要创造机会吃,然而到了紧要关头该吃还得吃!

5. 最安全、有效的避孕方式——避孕套

首先,我们先来看一下常见避孕方法的可靠程度:

常见避孕方法下第一年意外怀孕的概率

方法	一般应用	完美应用
无措施	85%	85%
生理周期计算法	24%	5%

续表

方法	一般应用	完美应用
体外射精	22%	4%
女性避孕套	21%	5%
男性避孕套	18%	2%
口服短效避孕药	9%	0.3%
避孕贴片	9%	0.3%
避孕环	9%	0.3%
女性绝育术	0.5%	0.5%
男性绝育术	0.15%	0.1%

由此可见,可靠的日常避孕方式有使用安全套和口服短效避孕药。而安全期避孕法、体外射精法等,都是相当不靠谱的。

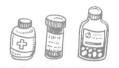

16 维生素 B 可别"补过头"。

首都医科大学附属北京中医医院　李辉

 情景再现

看着同事们在办公室里"吃香喝辣"，被口腔溃疡和"烂嘴角"一起找上门的小美只能默默流泪。听说维生素 B_2 能够治疗口腔炎症，她来到药店，想买一小瓶回家服用。结果，却被导购的一波热情推荐说得晕头转向，被忽悠着买了一堆补充维生素的"黄金搭档"。

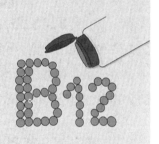

相信很多人都有过类似的经历，原本只是口唇发炎想要买一瓶维生素 B_2，却买回来了各种维生素 B 族的保健食品，回家一查却发现对自己的病情完全没有治疗效果。

那么维生素 B 有哪些作用呢？维生素 B 族的"每个成员"各自有哪些本领？在服用维生素 B 的时候需要注意哪些问题

呢？下面药师就带大家来认识一下，维生素 B 族这个"大家族"的成员们。

1. 维生素 B，作用很重要

维生素是维持人体正常物质代谢和某些特殊生理功能不可或缺的低分子有机物质，虽然人体对维生素的需求量很小，但是人体一旦缺乏维生素，相应的代谢反应就会出现问题，从而产生维生素缺乏症。缺乏维生素会让我们的机体代谢失去平衡，免疫力下降，各种疾病、病毒等就会乘虚而入。

维生素 B 是一类在细胞代谢中具有重要作用的水溶性维生素。维生素 B 族各成员都是辅酶或辅酶的前体，参与体内糖、蛋白质和脂肪的代谢，是食物释放能量的关键，因此，被列为一个家族。虽然这些成员均被称为维生素 B，且通常存在于相同的食物中，但它们具有不同的化学结构。

2. 维生素 B 族各成员，"各显神通"

维生素 B_1：可以改善脚气病和带状疱疹，改善人们的精神状态，缓解紧张的情绪。

维生素 B_2：消除口腔、唇、舌的炎症，促使毛发、皮肤、指甲正常生长，与维生素 B_6 一起服用还有助于缓解疲劳及提神醒脑。

维生素 B_6：可以振奋精神，临床上可用于治疗脂溢性皮炎、唇干裂，减轻妊娠呕吐。

维生素 B$_{12}$：消除烦躁，帮助集中注意力，令儿童喜爱进食。临床上可用于治疗巨幼红细胞性贫血。

叶酸：有利于血红细胞生成，减少贫血。

3. 这些"碰撞"，要尽量避免

（1）维生素 B$_1$ 遇到碳酸氢钠、枸橼酸钠等碱性药物会变质。

（2）维生素 B$_1$ 不宜与含有鞣质的食物合用。

（3）服用维生素 B$_2$ 时不宜饮酒。

（4）维生素 B$_2$ 不宜与甲氧氯普胺合用。

（5）帕金森病患者不宜将维生素 B$_6$ 与左旋多巴合用。

（6）维生素 B$_6$ 不宜与氯霉素、异烟肼及免疫抑制剂等药物合用。

4. 维生素 B 不可或缺，但不能想补就补

我们在补充维生素 B 的时候，要看清楚自己需要补充的是哪一种维生素 B，做到有针对性地补充维生素 B，才能收到良好的效果。而且也不是所有人群都适合补充维生素。比如，对于上班工作生活压力较大、经常性吸烟喝酒和服药的人群，口腔经常出现炎症，有脚气病、带状疱疹、营养缺乏的患者就适合服用 B 族维生素。但是，平时蔬菜水果摄入充足，或者正在服用会与维生素产生相互作用的药物，就不宜长期额外补充 B 族维生素。

又如：盛夏时节气温高、湿度大，易导致人们周围神经功能

紊乱,继而出现全身倦怠无力、心悸、出汗、失眠、多梦等神经衰弱症状。因此,药师建议大家可适当服用 B 族维生素,以利于调节周围神经功能,消除症状。同时,由于夏天饮水增加,出汗多,B 族维生素容易流失。维生素 B_1 负责将食物中的碳水化合物转换成葡萄糖,葡萄糖提供脑部与神经系统运作所需的能量,少了它,体内的能量不足,人会无精打采;维生素 B_2 也负责转化热能,它可以帮助蛋白质、碳水化合物、脂肪释放出能量。所以大家可以适当且适量地补充自身所缺的 B 族维生素,具体请咨询专业医师或药师。

 知识加油站

市面上的各种维生素制剂,分为"国药准字"和"国食健字"。在购买前,您需要懂得二者的区别。

"国药准字":包括部分临床营养用药,这些药物多为单方面制剂,疗效确切,主要用来治疗营养缺乏症,但需要在医师的指导下使用。

"国食健字":所指对象主要是保健食品,囊括了市场营养补充品的绝大部分。这些保健食品都经过了国家权威检测机构的检测认证,可以放心购买。但"国食健字"不能药用,也不能用来治疗营养缺乏症。

药师有话说

　　对于膳食摄入正常的人群来说,其实没有服用营养补充品的必要。但是对于平时营养摄入不足或由于其他原因导致营养缺乏的人群来说,合理服用含所缺乏成分的保健食品是有益于身体健康的,也不会出现蓄积中毒的情况。

　　另外,B族维生素是水溶性的,偶尔过量服用,多余的维生素B会随体液排出体外,一般不会有太多的副作用。但如果长期过量服用,仍有可能导致周围神经炎、神经感觉异常、手脚麻木、低血钾及高尿酸血症等不良反应。

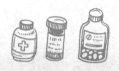

17 网红眼药水被禁售,选用眼药水
可别走流行路线。

北京回龙观医院　张亚芳

 情景再现

　　长时间对着电脑屏幕敲字,眼睛总是感到干涩、疲劳,是不少朋友的通病。小李也不例外,前几天他因眼睛干涩、疲劳购买了某网红眼药水,点了几滴后,疲惫感很快便消失了。

　　然而,连续用了半年后,小李总觉得视线模糊、眼睛酸痛,甚至时而头痛,于是他来到医院进行检查,竟发现自己患上了急性闭角型青光眼。

　　"我一直很注意用眼,经常滴眼药水,怎么还会得青光眼呢?"

　　医生的回答让小李顿时醒悟。原来,小李用的网红眼药水,虽然能够及时缓解眼部疲劳和干涩感,但是长期使用,却会给眼睛带来损伤。

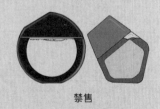

禁售

"日本网红眼药水被他国禁售"的消息曾一度引发了人们的广泛关注,报道称这些眼药水长期使用会影响心血管系统。

那么,这些网红眼药水都有哪些成分呢? 为什么可以迅速缓解眼部不适? 长期使用会对人体造成怎样的伤害呢? 下面药师就带大家揭秘这些网红眼药水。

市面上,日本产的多款眼药水都有着超高人气,滴上一滴提神又醒脑还能有效去除眼部红血丝,不一会眼睛就没有那么红了,眼疲劳也很快缓解。

究竟是什么原因使这些网红眼药水的效果这么立竿见影呢? 我们先来看看它们的主要成分表。

1. 去除红血丝成分

常见主要活性成分是盐酸四氢唑啉,能够通过收缩结膜的毛细血管去除红血丝,缓解充血。类似于这个成分的还有盐酸萘甲唑啉、盐酸羟甲唑啉等。这类成分都属于"肾上腺素受体激动剂",能够有效收缩血管、减轻眼部充血,广泛应用于各种滴眼液。

但是这类成分不仅会升高血压、加重心血管系统或内分泌系统疾病,甚至还会导致闭角型青光眼急性发作。而且长期使用含这类成分的眼药水会使眼部血管更加粗大,舒张更加明显,容易使人形成药物依赖,如果突然停用,可能会导致红血丝更加严重,并加重眼睛干燥的症状。所以,使用这类眼药水消除红血丝,往往治标不治本。

2. 缓解眼疲劳成分

另一主要成分是甲基硫酸新斯的明,它相当于睫状肌的"兴奋剂",能起到收缩瞳孔的作用,并加强眼部调节能力,让人在短期内感觉眼部疲劳得到了有效缓解,用完立即使人产生"眼前一亮"的感觉。

但使用这类滴眼液后,在药物作用下,使睫状肌继续勉强工作,会导致疲劳更难缓解。**长期使用会导致睫状肌功能异常。假性近视的人,滥用这类药物,更可能加速近视的发展。**

3. 清凉成分

很多网红眼药水都可以带来舒服的清凉感,这类眼药水一般含有珍珠、冰片、薄荷、樟脑、熊胆、鱼腥草等成分,很多人在使用这类滴眼液后,感觉自己眼睛凉润,特别舒服。

但是这些成分的作用机制和不良反应,大多缺乏足够的相关研究,所以这些成分属于风险未知,不宜长期使用。

4. 防腐剂

大部分眼药水的辅助添加物都离不开防腐剂,如苯二甲烃铵氯化物等。添加防腐剂的眼药水使用时间可延长至 1 个月左右,这样可以降低成本,便于长期使用。

但很多防腐剂对眼表都有一定程度的损害,并且跟个人敏感程度和持续滴用时间也有很大的关系。所以,如果您需要长期使用眼药水或者对防腐剂敏感,建议您咨询相关专业医师进行使用。

洗眼液 ≠ 眼药水

除了网红眼药水,网络上还有一款一度被"吹上天"的洗眼液,很多人把它也误认为是眼药水。这款洗眼液号称"可以洗出很多眼睛里的脏东西"。但大家一定要了解,这是洗眼液,不是眼药水,相当于是眼部清洗液。我们从它的主要成分来看看它们的作用:

成分一:马来酸氯苯那敏,它具有抗组胺作用,也是我们常说的抗过敏作用。

成分二:软骨素硫酸钠,它能起到角膜保护的作用。

成分三:甘草酸二钾,它具有抗炎作用。

成分四:维生素 B_{12},可改善眼部功能。

成分五:维生素 B_6,可起到促进代谢的作用。

除以上五种主要成分外,此款洗眼液的添加物里还含有硼酸、硼砂、聚山梨酯 80、pH 调节剂等化学成分。

表面上看,这些成分并无不妥,对眼部的不适作用也不明显。但大家有没有注意到,这款号称"无防腐剂"的洗眼液中含有硼酸这一成分,它也可起到防腐剂的作用。

硼酸会破坏角膜表面的黏蛋白,而附加成分中的聚山梨酯 80 可降低角膜细胞活性。因此,眼部长期接触这两种物质必将有害眼表健康。建议大家不要盲目购买,切勿长期使用。

药师有话说

　　其实,眼干、眼涩和眼疲劳都是眼睛对我们发出的警告。这时最简单的改善方法就是闭目休息。如果发现自己的眼睛实在严重不适,有经常性的视觉疲劳、红血丝多、眼睛干涩、发痒等情况,一定要及时到正规医院眼科门诊就医,做相应检查后,遵医嘱使用滴眼液。

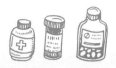

18 想要延长青春，
让卵巢"晚点退休"。

首都医科大学附属北京妇产医院　王爱华

"最近我一直胸闷、心悸、烦躁、出汗、还易怒，跟家里人都吵了好几次了，是不是更年期了？"这样的担心，相信很多女性都并不陌生。随着年龄的增长，不少女性都开始"谈更色变"，担心随着更年期的到来，自己的容貌、体力，甚至家庭和谐程度都会随之发生巨变。

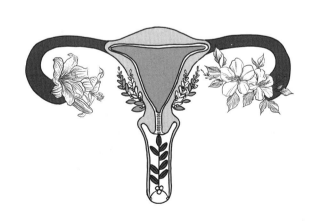

其实,更年期综合征发生的原因主要是分泌雌激素的卵巢功能减退导致雌激素减少,因此合理补充雌激素才是真正的解决办法。

合理、规范地预防和治疗用药,不仅可以有效缓解潮热盗汗等更年期近期症状,还能有效预防和减少骨质疏松和心血管疾病等更年期远期危害。

1. 什么是激素补充治疗?

激素补充治疗(hormone replacement therapy,简称 HRT)经历了十几年的应用与研究,目前已经确认可有效缓解绝经相关症状,在绝经早期(治疗"窗口期")使用,还可在一定程度上预防老年慢性疾病的发生。

主要指对卵巢功能衰退的妇女,在有适应证、无禁忌证的前提下,个体化给予低剂量的雌激素和 / 或孕激素药物治疗。HRT必须遵循规范的治疗、合理的用药,才能使我们获得最大的收益。

2. 出现什么症状时可考虑 HRT?

(1) 绝经相关症状(A 级证据):月经紊乱,潮热、多汗,睡眠障碍、情绪障碍或情绪低落等。

(2) 泌尿生殖系统萎缩相关的问题(A 级证据):阴道干涩、疼痛、性交痛、反复发作的阴道炎、排尿困难及泌尿系统感染。

(3) 低骨量及绝经后骨质疏松症(A 级证据):骨质疏松症的危险因素或绝经后骨质疏松症。

3. 所有出现更年期症状女性都能采取 HRT 吗?

当然不是,需要女性朋友做过全面体检后由相应的妇科内分泌医生进行判断,比如有下列任一情况的妇女就不适合使用 HRT:

(1) 不明原因生殖道异常出血。

(2) 已知或可疑乳腺癌。

(3) 未治疗的子宫内膜增生或可疑子宫内膜癌。

(4) 系统性红斑狼疮。

(5) 6 个月内患有活动性的血栓栓塞性疾病。

(6) 已知或可疑性激素依赖的肿瘤。

(7) 已知或可疑妊娠。

因此,女性朋友们不可自行用药,在应用 HRT 之前和过程中,一定在专业医生的指导下,共同确定应用 HRT 的时机和方式,同时应定期随诊监测病情的进展,评估治疗效果及不良反应,调整治疗方案。

4. 激素补充治疗是不是副作用很大呀?

对于我国这样庞大的更年期女性人群,接受激素补充治疗的不足 1%。现在仍有超过 90% 的更年期女性受到更年期症状的困扰,其现状堪忧。

激素补充治疗让绝大部分人顾虑的主要原因是由于对未知的恐惧、将所有的激素混为一谈、体重增加、对乳腺癌的恐惧、增加心血管疾病的风险等。我们应该正确认知激素,激素是人体必需的,尤其是性激素。对于更年期女性,因雌激素缺乏所致的血管舒缩症状和泌尿生殖道问题,激素治疗是最有效的治疗措施。

对使用激素补充治疗的绝经妇女随访观察长达 5 年甚至 10 年,使用不同的雌孕激素会有高低不同的乳腺癌发生风险,而乳腺癌风险的关键在于孕激素的选择,选择用天然或接近天然的孕激素致乳腺癌的风险远低于合成孕激素。

现代研究显示,心血管风险和年龄的确有关系,随着年龄增加,心血管风险程度会增加。对于激素补充治疗和心血管疾病的关系,我们建议激素补充治疗越早应用越好。

此外,激素补充治疗还可以改善血脂参数和胰岛素敏感性,从而降低糖尿病、心血管疾病和代谢综合征的风险,总之:

60 岁以下:无心血管疾病,绝经 <10 年,激素补充治疗会降低风险。

60 岁以上:是否激素补充治疗,应进行全面风险评估。

5. HRT 会不会导致发胖呢?

"此激素"(指性激素)非"彼激素"(指肾上腺皮质激素),肾上腺皮质激素容易导致人发胖,而雌激素和孕激素是维持女性生理功能的激素。

同时,不同的激素补充药物对身体的总体脂肪和脂肪的分布也存在不同的影响。选择合适的雌激素和孕激素组合,可以避免体重增加,甚至可以减轻体重。

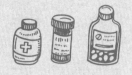

第二章

常见疾病的健康管理

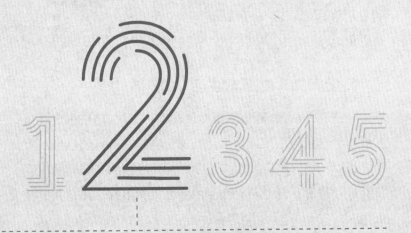

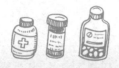

19 七大误区把高血压"养"成你的健康杀手！

首都医科大学附属北京安贞医院　刘治军

久病成医，很多高血压患者都觉得，自己在长期的降血压治疗中，积累了一些经验，养成了一些习惯，这些经验很重要，也很可靠。那么，我们来看看，下面哪些习惯和你不谋而合？这些习惯或经验是否正确呢？

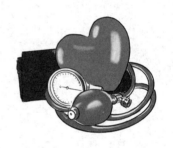

1. 重药物降血压，轻生活方式改善

一些朋友认为，药物是降血压的唯一方式，严格按照医生的要求，坚持长期、规律地服用药物，定期监测血压就可以了。但是，这些在生活上依然暴饮暴食、我行我素的朋友，血压并没有控制得那么理想。是医生的降压方案不好？还是其他原因呢？

其实，药物治疗必须建立在健康生活方式的基础之上，两者缺一不可。高血压和糖尿病一样，也是一种与生活习惯相关的疾病。例如，即使用胰岛素控制糖尿病，如果不能管住嘴，配合饮食控制，血糖一样会升高。同样，如果不能养成一个健康的生活习惯，即使严格使用足量的高血压药物，血压的控制也不会足够理想。因为血压与肥胖、过量饮酒、重口味（食盐摄入过多）、体力活动少、吸烟、精神压力大等因素密切相关。全家齐动员，改掉不良习惯，养成一个健康的生活方式，对于降血压来说是如虎添翼的。

2. 血压凭感觉，治疗很任性

很多高血压患者认为，这么多年了，稀里糊涂也不知道自己有高血压，都习惯了，只要没有不舒服的感觉，高血压就不需要治疗。被医生和药师教育了一番，勉强吃了几个月，感觉没有什么不舒服，又停药了。这些认识和做法都是错误的。一方面，身体被迫适应了高血压的损害，并不意味着彼此就相安无事了，大脑、心脏和肾脏的血管在持续地压力下，缓慢发生着结构性破坏；另一方面，血压的高低与症状的轻重不一定有直接关系，有些人血压明显升高，却并没有不适的感觉，直到发生脑出血造成了昏迷或者遗留残疾，才有了"感觉"。大家一定要记住：

- 高血压是用血压计量出来的，不是通过患者的主诉和自我感觉诊断出来的。

● 高血压患者应定期测量血压,不能"跟着感觉走"来估计血压,来决定是否吃药。

3. 担心吃一辈子药,不愿意过早治疗

很多年轻患者,因为家族遗传因素的原因,很年轻的时候就被诊断为高血压。医务人员从患者的远期寿命和获益的角度,强烈建议早期开始治疗,严格控制血压。但是这些患者担心要一辈子服降压药,又担心降压药会产生"抗药性",用得太早会导致以后用药无效,趁现在症状不重就不用药。这种观点是错误的。一方面,降压药是不会产生耐药的,反而如果不治疗,高血压影响了重要的脏器(如肾脏),才会导致更加顽固和难治的高血压。另一方面,血压控制得越早、越严格,越能更早地保护血管,有效预防并发症的发生,降低心血管疾病的发生风险,远期预后越好。

4. 血压正常了就停药

有些患者服药一段时间后血压降至正常水平,就认为高血压已治愈,而自行停药。这是非常有害的做法。正确的做法是,在长期的血压控制达标后,遵循医嘱小心地逐渐减少药物的剂量和种类,在减药的过程中,应当监测血压的变化。高血压不能治愈,只能控制。私自停药后,血压会再次升高,血压波动过大,对心、脑、肾等靶器官的损害更严重。

5. 久病成医，自我药疗

有些患者被诊断为高血压后，没有接受正规的治疗，而是参考病友的经验，自行去药店购药。降压药共有七大类数十种，加上不同的剂型（片剂、胶囊剂缓释或控释制剂等）和不同的复方，有70多种。每个药物都有自己的特性，而每个患者的高血压病因又各不相同，每个患者的其他合并疾病和生理状态也不相同。在选择适合自己的降压药时，既要统筹考虑禁忌因素，也要小心观察潜在的毒副作用。普通老百姓不具备这些专业知识，容易造成以下严重后果。

● 如果起始用量过大，可能引起低血压，甚至导致严重的体位性低血压，引发摔倒等意外。

● 如果选择不对症，可能加重其他并发疾病，如选择美托洛尔可能加重哮喘，选择利尿药，可能加重痛风的发作。

● 如果不懂得肾动脉狭窄，贸然选择大家都称赞的"××普利"，可能带来肾功能的损害。

林林总总的医药学知识，普通老百姓并不掌握。如果不按医嘱服药，而是按照病友或广告的推荐用药，一方面机械照搬可能会带来危害，另一方面个别虚假广告涉嫌夸大疗效，盲目跟风可能最终人财两空。

6. 迷"灵丹妙药"，信"万能保健品"，想根治高血压

目前的医疗水平决定了高血压是不能治愈的。很多虚假的

非法广告宣称,某种药物、保健食品、保健仪器或高科技产品能根治高血压,不必再吃降压药,这些都是赤裸裸的伪科学宣传。个别黑心的厂家利用患者害怕西药副作用的心理,通过各种渠道,宣传鼓吹某些保健食品、保健器具的"降压疗效"。实际上,保健食品、饮品及降压器具,如降压枕头、降压手表、降压项链、降压帽、鞋垫等,大多不具备明确的降血压作用,即使有,作用也很轻微,不能达到治疗目标。

要知道,目前全世界尚没有哪一种药物或仪器能够根治高血压。任何宣传能根治高血压的"灵丹妙药",都是虚假宣传。高血压病一经确诊,绝大多数患者需要长期、终身坚持生活方式的改善和药物的治疗。

7. 过分信任"纯天然药"的降血压作用

很多高血压患者担心西药副作用大,相信"纯天然药"(中药)副作用小。某些人就利用患者的这种心理,夸大某些天然药品的疗效,宣传高血压患者通过服用某些天然药品来降血压,可摆脱西药副作用的困扰。其实,大多数中药的降血压效果有限,甚至尚未肯定,某些临床使用的中药制剂的降压药也往往添加了西药,说明中药对高血压的治疗还是有限的,患者不要盲目仅仅使用所谓的"纯天然药"降血压,而贻误病情。

药师有话说

　　以上这些降血压的误区，具有相当的普遍性。每个患者都应该睁大眼睛，明辨是非，坚持长期、终身的药物治疗，并配合生活方式的改善。

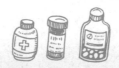

20 如何挑选适合自己的高血压治疗方案？切记要"用情专一"。

首都医科大学附属北京安贞医院　刘治军

作为一个高血压患者，你可能经历过这些类似场景：

刚刚被确诊为高血压时，医生推荐你服用硝苯地平控释片，结果吃了不久后出现双下肢水肿，出现麻木感，甚至脚踝肿得都穿不上鞋子。

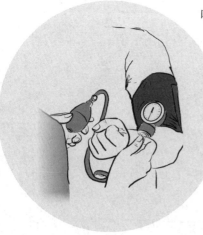

后来，医生给换成了福辛普利，吃了不久之后，出现了嗓子发痒的情况，控制不住地干咳，晚上咳嗽尤其厉害，吃了很多镇咳药都没有效果，后来有人建议停用福辛普利，结果咳嗽就好了。

后来，医生想给你用美托洛尔，但是发现你有哮喘。

后来，医生想给你用吲达帕胺，

询问病史发现你对磺胺类药物过敏。

后来,医生给你用了替米沙坦,但是降压作用没有达标。

后来,医生给你合用了替米沙坦＋氨氯地平,你的血压最终控制了。

后来,你"终于在眼泪中明白,有些降压药一旦错过就不在"。

当然,这只是一个假想的高血压治疗方案的调整过程,从中你大致可以知道,降压药种类虽然繁多,但是真正适合你的一款却很难确定,需要逐个去尝试。其实每一个高血压患者都经历了类似的"选择药物→治疗观察→调整药物→确定方案"的过程,深刻了解到适合自己的治疗方案来之不易。

所以,你应该珍惜自己的治疗方案,持之以恒地将治疗进行到底。

生活中,确实有很多的诱因,让高血压患者犹豫是否放弃已有的治疗方案,常常是"这山望着那山高",总觉得"没有最好,只有更好"。比如:

- 羡慕别人的治疗效果好,或者听信别人说的:"这个降压药效果好,还没有副作用。"

- 病友说:"我现在吃××进口药,虽然贵,但是降血压的效果好,还没有副作用。"

- 个别医生可能会根据自己的经验和认知,动员患者更换药物。

- 看电视、看报纸,根据个别广告的宣传,想选择中药降压,因为骨子里认为:"中药无毒,长期使用没有危害。"

● 有朋友担心地在门诊问:"大夫,这个降压药我吃了 2 年了,会不会伤肝伤肾? 长期服用对身体有什么害处吗? 要不要换换药?"

● ……

想换药的借口千千万,不能换药的理由只有一个:**适合你的才是最好的**。

可能有病友使用某个药物(如福辛普利)效果很好,但是你用了这个药物却会引起"干咳",那么这个药物就不适合你。

进口药、贵重药、新药一定是好药吗? 这种观点是错误的,新药可能会有些潜在的未知的毒性反应还没有被发现,老药的安全性研究更透彻,使用更放心。而价格昂贵的进口药、合资药并不代表着疗效更好,安全性更好。比如阿利吉仑是一种昂贵的进口新药,但是有的患者可能用这个药后会出现血管神经性水肿,那么这个药对你来说还是个好药吗? 价格低廉的老药如果能够把高血压患者的血压平稳地控制在目标范围内,而且没有出现肝、肾功能异常,没有觉察到明显的不良反应,那么这个药就是最适合他们的好药。

医疗也是一门艺术,每一个医生在掌握大的治疗原则的情况下,面对相同的病情,根据各自的知识储备、临床经验和业务专长,制订的治疗方案会略有不同。特别是当有众多类别药物可供选择的情况下,医生之间的这种治疗差异更大。如果你之前的治疗方案能够使血压平稳达标,请坚持,不要随便更换药物。

如果你服用一种降压药已有几年的时间了，可能会担心长期服用这个药物是否会导致"伤肝伤肾"？其实"伤不伤肝"，您也可以从体检报告里通过关注自己的肝肾功能相关指标来了解。一般来说，如果你服用某个降压药几年了，都没有出现明显的肝肾毒性的话，继续服用也不会中途再出现毒性反应，除非在治疗中合用了可能导致"有害相互作用"的其他药物。

尤其要注意的是，中药也是药，是药三分毒。如果能用简单的西药控制的高血压，就不要合用成分复杂的中成药，特别是当这些中成药不能很好地控制血压达标的时候。

 药师有话说

对于高血压患者来说，降血压是终身的任务，一定要持之以恒，进行到底，而且要"用情专一"。尤其不能跟风吃药、看广告吃药，更不能盲目认为"进口药才是好药""贵药才是好药"。适合自己的才是最好的，找到一个适合自己的治疗方案来之不易，千万不要随便地更改治疗方案，除非这个方案不再能够平稳达标地控制血压。

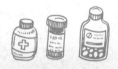

21 别把高血压当感冒，血压正常了，药可"不能停"！

首都医科大学附属北京安贞医院　刘治军

 情景再现

　　某医师在心内科诊室遇到过一位基层来的中年女性，测血压时发现她的收缩压 200 多了（>200mmHg）。以为是患者到诊室就诊很紧张，建议患者在检查床上坐着休息一会，再测一次。

　　患者安静下来再次测量还是 200 多。就问患者：

　　"您早上没有吃降压药？"

　　"今天早上没有吃。"

　　"平时都规律吃药吗？怎么血压这么高？"

　　"最近发现血压正常了，所以就停了大概 1 个月了……"

　　对于收缩压高于 200mmHg 的患者，我们是不敢放任其离开诊室的，患者自己却大胆地顶着这么高的血压，自己来医院看病！

　　医师迅速让患者服用了患者自己带的硝苯地平缓释

片,过了一会儿,复查血压160mmHg。处理了本次就诊事宜之后,医师特意介绍患者去医院的"门诊用药咨询室"接受药师的用药依从性教育。

在心内科诊室会经常遇上这样的患者朋友,因为夏天天热,出汗多了,血管扩张了,血压也随之下降。很多患者观察了自己血压一阵子,发现不吃药竟然也能保持白天血压是正常的,欣喜地认为自己的"高血压治愈"了,随后,自作主张停服降压药。

这些患者朋友似乎把高血压当成了普通感冒,吃一段时间降压药,感冒好了,就可以停药了。

上述的观点和做法是错误的。在这里,药师郑重提醒广大的高血压患者朋友们:

血压"正常"后,擅自停用降压药的危害是巨大的,后果是严重的!

无论是血压较低的夏天,还是血管收缩导致血压偏高的隆冬,患者朋友们在长期服用降压药之后,血压可以达到一个合适的目标。这时候,我们一定要继续服用这些降压药,保持血压稳定在目标范围内。

首先,您患有高血压,说明单纯靠机体自身调节已经没有办法使您的血压达到正常水平了。简单地说,您的心血管"管路系统"出现了问题,自身的调整功能已经无能为力了,需要外力(降压药)的维持和保养。

其次,您现在达到的理想血压状态,依靠的是降压药的辅助,比如减慢了心脏这个泵的原始压力(如美托洛尔),扩张了血管(如氨氯地平、卡托普利),或者降低血容量(如吲达帕胺、氢氯噻嗪),多种方式降低了这个封闭的管路系统的压力。离开了这些降压药,您的血压又会升高,出现反复波动。

最后,即使在夏天,因为血管扩张和出汗多而导致血容量降低,血压会有短暂的下降,但是,众多的科学研究表明,夏天存在一个明显的血压昼夜节律的变化:白天患者的血压降低,夜间则会有很高比例的患者出现血压升高,这种昼夜血压波动,会给身体的**重要靶器官(如大脑、心脏和肾脏)**带来较大的伤害。"白天不懂夜的狠",就是这个意思。

所以,多数心血管专家还是建议,即使夏天血压偏低,也要按时服用降压药,如果血压过低,可以适当调整降压药的剂量。

在这里,药师郑重提醒各位高血压患者朋友:**单纯降低血压并不是高血压治疗的目的,高血压治疗最终目的是减轻靶器官的损害,减少心血管事件**(即心脑血管的原因导致的住院治疗、卒中、死亡等)的发生。而要达到这个目的,**保持我们的血压达标(达到预期的范围)和平稳(减少血压的波动)是至关重要的。**这也是我们反复对高血压患者朋友强调的。

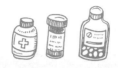

22 失眠总是来敲门？这几个小妙招帮你轻松入睡。

首都医科大学附属北京安贞医院　彭文星　刘治军

　　钱钟书在《围城》里说："睡眠这东西脾气很怪，不要它，它偏来，请它捧它，千方百计地勾引它，它便躲得连影子也不见。"想必这句话着实吐出了很多失眠朋友的心声。

　　俗话说："睡觉睡得好，八十不见老。"可见良好的睡眠是健康的基础，但很多朋友晚上入睡却很困难，喝牛奶不行，看书读报也不行，辗转反侧，很久才能浅浅入睡；也有的朋友入睡很快，3分钟就能打上呼噜，但是经常很快就又醒过来。你夸他"睡眠真好"，他还否认道："我刚才睡着了吗？"

　　总之，失眠让很多人饱受精神和躯体的折磨。很多朋友来问药师："有时候晚上睡不着觉，我能不能吃

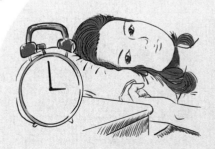

安眠药呀？""哪种安眠药最好呢？""我吃了安眠药会不会
上瘾啊？"

今天药师就跟您讲一讲关于失眠的那些事儿。

1. 什么是失眠？导致失眠的因素有哪些？

失眠是指患者睡眠时间和/或质量不足，并影响日间社会
功能的一种主观体验。主要表现为入睡困难、睡眠质量下降
和总睡眠时间减少、睡眠维持障碍、早醒，同时伴有日间功能
障碍。

失眠既然是一种"主观体验"，就会有"真的失眠"和"自己
认为的失眠"之别。

(1) 真的失眠原因有很多，主要包括：①换了睡眠的环境
(灯光、声音、床铺、地区等)；②心情不好，过于兴奋激动，过于气
愤，更年期的烦躁，抑郁症没有得到控制等；③吃了不该吃的药
物(某些药物能够兴奋大脑，不让你入睡)，
喝了不该喝的饮品(如浓茶、咖啡等)；
④长期夜班、白班倒班，影响了睡
眠节律；时差的问题等；⑤身体
疼痛、皮肤瘙痒等。

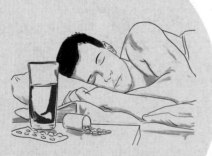

(2) 关于"自己认为的
失眠"，主要表现为很多老年
人退休之后，过多关注自己
的身体健康，如睡眠质量。睡

眠是人体的一种恢复性精神神经活动,通过睡眠可以让我们疲劳的身心都得到放松和休息。老年人因为活动量减少,脑力劳动也少,平时在家经常"打个盹",所以对睡眠要求也就少。这种情况下,醒得早是正常的,如果"主观上"认为自己睡眠不足,也是一种假性的失眠。

2. 对付失眠的一般招数:去除诱因

去除了失眠的诱因,"病"自然就好了。比如:

保持睡前心情平静,剧烈运动会导致心率加快,使人处于兴奋状态;晚上洗头也会引起脑部血管扩张和兴奋,这些活动都不宜在睡前做。

睡前不喝茶、咖啡等刺激性饮品,避免兴奋中枢神经系统影响入睡。

晚上尽量避免大量饮水,以免夜间频繁起夜影响睡眠。有人说睡前一杯奶有助于睡眠,这也是因人而异的,如果睡前这杯奶让你晚上起夜,难以再次入睡,那么不喝也罢。

晚上不吃能影响睡眠的药物,比如茶碱、氨茶碱、利尿药、××沙星(沙星类抗菌药物)都会影响睡眠,我们尽量不在晚上服用这些药物。

3. 对付失眠的最后招数:"对症下药"

一般来说,普通公众无法自己选择"安眠药",这个事情太专业了,是医师和药师的职责。医师和药师需要和患者进行充分沟通,了解失眠的原因,再推荐用药。

当然,患者也应该对自己的病情有个初步的认识,知晓不同类型的失眠大致应该选择什么样的药物治疗。

类型一:辗转反侧入睡困难型

这类朋友失眠,如果没有饮食和药物的因素干扰,可以在洗漱完毕上床之后,服用适量的促进入睡的药物,如唑吡坦、佐匹克隆、咪达唑仑等。

这类药物的最大特点是起效快、维持时间短、晨起后睡不醒的感觉微弱。因为起效快,所以必须在上床之后服药,免得在浴室或在坐便器上睡着了而摔伤。

因为这类药物可能导致患者产生依赖性,所以不宜天天服用。一般建议哪一天入睡困难了,就在当天服用,而不能养成依赖心理,以防今后每天都要依靠药物帮助你入睡。

类型二:异常警醒,反复醒来型

这类朋友的失眠,是睡眠深度不够、睡眠维持不好而引起的,所以可以服用长效的安眠药,如大家都熟悉的地西泮(俗称安定)。

但是地西泮作用时间比较长,有的朋友到了白天仍会感觉昏昏沉沉的,我们管这叫作“宿醉”现象。长期应用地西泮也会产生依赖性。

类型三:某些疾病导致的失眠

抑郁症、焦虑症都会导致失眠,而且是彻夜难以入睡。这种情况下,坚持治疗焦虑和抑郁,是能够完全治愈失眠的。

一般会选择劳拉西泮治疗焦虑导致的失眠,也会选择奥氮平治疗此类失眠,但这些药物作用强烈,副作用比较多,使用不当也会带来损害,所以应该在医师或药师的指导下谨慎使用。

4. 使用安眠药,有两点要特别注意

(1)应用安眠药时,患者睡眠得到改善,但在正常睡眠以外的时间仍然有可能有昏昏欲睡的感觉,因此,如果白天从事精细工作、需要高度集中注意力的工作和需要快速、灵活做出反应的职业人士需要特别注意。

(2)服用安眠药应尽量避免饮酒,更不可用酒送药。因为酒后服用安眠药会有叠加的作用,让人反应缓慢、昏昏欲睡。如果饮酒量过大的话,还有可能导致安眠药中毒,甚至引发死亡。

 药师有话说

　　睡眠是自然界的一个神奇的过程,是人类休养生息的重要手段。所以,我们应该尽量创造一个安静祥和的睡眠环境,抛开烦恼、畅享梦境。若确实无法通过自我调整保证合理睡眠,应当主动就医。千万不可讳疾忌医,谈"安眠药"而色变。让我们的美梦都能一觉到天亮。

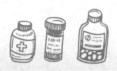

23 心绞痛就吃"硝酸甘油"？
服用不当反加重！

首都医科大学附属北京朝阳医院　周欣

心绞痛,主要是由于暂时性心肌缺血引起的以胸痛为主要特征的临床综合征,是冠心病最常见的一种表现。提起心绞痛,不仅发作突然、痛苦异常,如果救治不及时,更有可能带来生命危险。

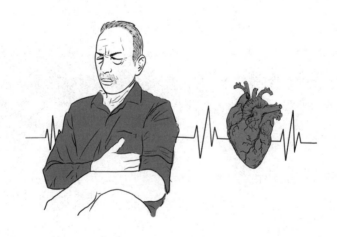

心绞痛发作以胸骨后疼痛为主要表现,可放射到心前区和左臂,有时发作部位也可出现"偏离"。发作时感觉有压榨样疼痛或闷胀感,甚至感到窒息。无论是哪种类型的心绞痛,发作时的首要治疗目的都是改善心肌缺血、缓解疼痛症状。

而硝酸甘油则是防治冠心病心绞痛的经典常用药品之一,它起效快、作用维持时间短、服药方便、价格合理,不少老年人都随身携带,把它当成关键时刻的"救命药"。

但你知道吗,硝酸甘油如果使用不当,不仅不能制止心绞痛发作,还会加重病情! 下面让药师来详细讲解一下有关"硝酸甘油"的使用注意事项。

1. 硝酸甘油为什么一定要舌下含服?

硝酸甘油口服吸收差。药物进入胃肠道,在尚未吸收进入血液循环时,就在肝脏被代谢,使得进入血液循环的原型药量减少、药效降低。

硝酸甘油一般采用舌下含服给药,舌下含服可以通过舌下毛细血管立即吸收入血,2~3分钟起效,5分钟达最大效应,作用时间持续10~30分钟。

2. 硝酸甘油应该什么时候吃? 怎么吃?

硝酸甘油在心绞痛发作时急救用,无须每日定量用药,它主要作为心绞痛发作时的急救药。对于有冠心病心绞痛病史的患者,建议随身携带,做到有备无患。

发作时一次 1 片舌下含服,如果 5 分钟后疼痛未缓解,每 5 分钟可以再含服 1 片。但是需要注意的是,如果 15 分钟内含服总量达 3 片,但疼痛仍然持续存在,应立即去医院。

可能要进行体力劳动或情绪激动时,可以事先服用一次。尤其是易发心绞痛的老年患者,在活动或大便前 5~10 分钟预防性使用,可以避免诱发心绞痛。

3. 服用硝酸甘油,有什么注意事项?

舌下含服时,尽量坐着。硝酸甘油通过扩张血管缓解心肌缺血,因此有可能会引起低血压,如果您曾在服药后出现恶心、呕吐、虚弱、出汗等反应,更需要注意服药时保持坐位,以免站立时忽然头晕摔倒。除低血压外,还可能出现头痛、面色潮红、心率反射性加快等不良反应。

硝酸甘油只用于心绞痛急性发作时服用,长期频繁服用可能会导致耐药,耐药的表现是止痛效果变弱。为了避免发生耐药,使用硝酸甘油时,需要保证有足够的无药时间,也就是我们说的"空白期",硝酸甘油的空白期应至少 8~12 小时。

4. 什么样的患者不能服用硝酸甘油?

以下患者不能服用硝酸甘油:心肌梗死早期有严重低血压及心动过速、严重贫血、青光眼、颅内压增高、肥厚型梗阻性心肌病以及使用了西地那非的患者。

另外有研究显示,喝酒容易脸红的人服用硝酸甘油效果可能不好。这是因为硝酸甘油分解后释放一氧化氮,引起一系列反应从而舒张血管。喝酒易脸红的人体内缺乏乙醛脱氢酶,这种酶除了可以分解酒精外,还可以促进硝酸甘油分解。这类人群不能有效地分解硝酸甘油,因此无法收获很好的治疗效果。

5. 硝酸甘油应该如何保存?

• 心绞痛患者要随时携带硝酸甘油,但是最好不要把药装在贴身的衣服口袋中,因为该药受温度影响易分解。

• 硝酸甘油需要遮光保存,药瓶本身是深棕色,在放置时也应放在20℃左右且没有阳光照射的地方。

• 硝酸甘油需要密封保存,用完后要及时盖紧瓶盖,以免药物失效。

• 家庭备药时,建议将开封后半年未用的硝酸甘油丢弃,更换一瓶新的。

 药师有话说

对于有相关心血管疾病的患者,遵医嘱按需、适时、正确用药的同时,也必须要注意改变不良的生活方式。特别是一定要戒烟！这是因为香烟中的尼古丁会损伤血管内壁,本就已经脆弱的血管经不起尼古丁接二连三的刺激。其次,良好的饮食习惯和愉悦的心情也是十分重要的,应保持"吃饭不饿不撑刚刚饱,心情平平稳稳不气恼"的良好生活习惯。

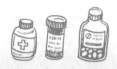

24 关于乙肝你该知道的那些事儿。

首都医科大学附属北京地坛医院　高燕菁

 你知道吗?

据有关报道,我国乙肝表面抗原携带者,占国家总人口的 6.1%,约 8 600 万人是慢性乙肝病毒感染患者,占全世界慢性乙肝病毒感染患者的 1/3。

在这个庞大数字的面前,被确诊为患有慢性乙肝的人数只有 1 608 万。据统计,这一千多万人中仅有约 350 万人接受了正规的抗病毒治疗,而其中大概有 47%~49% 的人在治疗的过程中依从性并不好,使得病情加重或反复,甚至出现耐药,因此规范化治疗很重要。

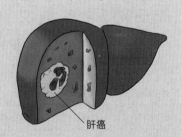

肝癌

乙肝是一种传染病。为什么同样感染乙肝病毒，患者表现出的症状却有所不同？乙肝患者应如何接受治疗？有哪些药物对治疗乙肝病情有很好的效果呢？长期服用抗病毒药物不良反应大吗？治疗期间饮食、生活有哪些需要注意的方面？

这些问题，下面将一一为大家详细解答。

1. 为什么同样是感染乙肝病毒，患者表现出的症状却有所不同？

实际上，乙肝病毒进入人体后本身对肝脏是没有伤害的，只有当它产生的一些抗原物质，刺激免疫系统，免疫系统发起进攻产生抗体，抗体抗原结合，由巨噬细胞把它运出去，而这个过程可能对人体造成伤害。当免疫功能"行动起来"后，肝细胞就会破裂，转氨酶进入血液里，导致转氨酶的升高。肝脏有自动修复的功能，修复后会有瘢痕，根据人的不同体质有轻有重。

因此，是否会引起肝炎，不仅取决于乙肝病毒，而且更重要的是要看人体免疫系统对乙肝病毒的反应。不同人会有不同反应：有的人免疫系统反应快，出现急性发作期，身体会出现一些症状，比如说厌食、纳差、黄疸、转氨酶升高等。但这个时候及时治疗有可能阻止乙肝的慢性化。慢性化以后，有出现肝硬化、肝癌的可能。

乙肝的慢性化跟年龄有很大关系。在婴幼儿时期，特别是还在母亲的子宫内的时候，如果感染了乙肝病毒，由于身体免疫系统还没有发育成熟，慢性化率是很高的。也就是说，宝宝如果在胎儿时期感染了乙肝病毒,有 90% 的可能会发展成慢性乙肝。1~5 岁之间,儿童的免疫系统逐渐完善,这个时候如果感染了乙肝病毒有 25%~30% 的可能会慢性化。如果到成年以后再感染,就只有 5% 的可能会慢性化。因此,在不同时期接触到乙肝病毒而发生的慢性化率是不一样的。

目前,我国重点采取的治疗方案就是母婴阻断。数据显示,我国 5 岁以下的儿童,乙肝病毒携带者已经降到 1% 以下。可见乙肝的母婴阻断已经起到了非常好的效果。

2. 乙肝病毒感染人体有哪几个阶段？患者在何时接受治疗效果最佳？

乙肝病毒感染人体后,如果没有药物等外在作用,一般会经历四个阶段,依次是:免疫耐受期、免疫清除期、非活动期和再活动期。

通常处于第二阶段和第四阶段的乙肝病毒感染者才是需要治疗的肝炎患者,而处于第一阶段和第三阶段的人,暂时不需要治疗,只要定期复查,按时监测乙肝病毒和肝脏的情况就可以了。

所谓的"大三阳"一般就是表面抗原、e 抗原、核心抗体是阳性;"小三阳"是表面抗原、e 抗体、核心抗体是阳性的。现在对乙肝病毒有一些更加直观的检测手段,我们会根据病毒载量和乙肝五项的指标来决定患者如何用药。因此,所谓大三阳、小三阳的说法并不太准确。

3. 抗病毒药物需要终身服用吗？治疗要达到什么目标？

临床上可以看到很多病情反复、耐药的，或是一些不良反应加重的患者，这通常都跟服药依从性不好有很大的关系。目前来说，乙肝病毒不能被彻底的清除。所以，一旦用上抗病毒药物，很多人就需要终身服用。

对于乙肝的治疗，最好的目标（理想的终点）就是抗原消失、病毒检测不到、转氨酶正常，达到治愈的状态，但是能达到这个目标的人数很少，所以我们希望通过治疗可以达到一个和病毒"和平共处"的状态。

4. 乙肝抗病毒药物有哪些？各有什么特点？

按照在临床实践中被使用的时间早晚，主要有以下几种药物：

首先被使用的是拉米夫定，拉米夫定对抗病毒治疗可以起到一个非常好的作用，但是它的耐药性比较强，可能五六年以后就耐药了，而耐药后病毒又重新活跃。

第二个出现的就是阿德福韦，它的耐药性要好一点，但是抗病毒的作用不是很强，所以因为拉米夫定耐药的患者，会加上阿德福韦联合使用，使抗病毒效果增强，并减弱耐药性。还需注意的是它的不良反应，这个药对肾是有损伤的，还会引起低磷血症、骨密度下降。

第三个出现的是替比夫定,是一个美国FDA妊娠药物分级为B级的药物[美国食品药品管理局(FDA)根据动物实验和临床用药经验对胎儿致畸的相关影响,将药物分为危险程度依次增加的A、B、C、D、X五类。不过该分级方法自2015年7月起美国已不再使用,但该分级标准仍是目前临床医师选择妊娠期用药的主要参考依据],因此如果乙肝患者有生育需求,使用替比夫定来说是比较安全的。但是这个药的不良反应较为突出,对骨骼影响较大,还会导致肌肉发生炎症,造成横纹肌溶解,甚至有患者因使用这个药而造成重症肌无力。所以如果使用替比夫定,需要定期检查肌酸激酶。

第四种药是恩替卡韦,它是目前的一线用药,不良反应很少,比如偶尔引起转氨酶的升高、胃肠道不适、药疹,但是耐受性比较好,在人体对这个药物适应后,不良反应会自动消失。但是这个药物的一个缺点就是属于是一个美国FDA妊娠药物分级为C级的药物,有生育需求的患者禁用。

另外,恩替卡韦与拉米夫定同属于核苷类抗病毒药物,如果使用拉米夫定耐药后,长期使用恩替卡韦,抗病毒作用会减弱并很容易出现耐药,使其疗效明显降低。因此,近年来各国的乙肝治疗指南都不建议对既往拉米夫定耐药的患者使用恩替卡韦治疗。

第五种药是替诺福韦,其不良反应与阿德福韦相似,但是程度较轻。另外它属于美国FDA妊娠药物分级为B级的药物,有生育需求的患者使用时相对安全。

第六个药物是新近出现的富马酸丙酚替诺福韦,能够弥补替诺福韦的一个缺点,即本品不良反应小,用药量较替诺福韦少,只需替诺福韦的 1/10 的用药量就可以保持一个很好的抗病毒作用,因此,不良反应也会有所下降。但是这种药引进中国的时间不长,还需要持续的临床观察。

5. 乙肝患者长期服用抗病毒药物不良反应大吗?

在 2008—2018 年间,我国有研究者做了关于抗病毒药长期服用的情况监测,其不良反应发生率是非常低的,总体来说绝对是利大于弊。

同时,大家要明白,药物的不良反应其实是不能预防的。所以,在使用抗病毒药物治疗时,监测是非常重要的,以便尽早发现问题,及时调整用药方案。大家用药时,应保持一个积极的态度,坚持服药,保持很好的依从性,从而取得更好的治疗效果。

6. 抗病毒治疗期间饮食、生活有哪些需要注意的?

拉米夫定、阿德福韦和替比夫定,空腹服用最利于吸收,但是如果患者胃不好可以饭后服用。但是恩替卡韦一定要求空腹服用,因为饮食会影响它的药效。替诺福韦可以空腹吃,也可以随餐服用,但是要注意,饮食要清淡,避免过于油腻而影响药物的吸收。如果服药时不会有胃肠道的反应,建议空腹服用。

在感染乙肝病毒后,健康的生活状态是十分重要的,要注意保持健康饮食和良好的心理状态,适度的锻炼也是很重要的,但要避免剧烈运动导致转氨酶上升。

如果到了后期,比如到肝癌、肝硬化时期,对饮食的要求就会更重要,既要控制食量,又要根据不同的症状有不同的饮食要求。

7. 乙肝患者治疗期间,需多久复查一次?

正常情况下,需要每 3 个月检查一次肝功能,刚开始用药时,检查次数相对较多,1 周检查一次。当达到了稳定状态后,比如病毒 DNA 检测不出来、转氨酶恢复正常,就可以根据病情 3~6 个月检查一次。

由于乙肝病毒会长期存在,如果过早停药可能会造成病情反复或严重,故用药时间较长,可能会持续好几年。因此,长期服药的患者,到后期可以每半年检查一次。

一般需要做乙肝五项、病毒载量、B 超、肝弹性测定的检查。病程长、岁数大的患者还要查甲胎蛋白。

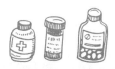

25 关于乙肝疫苗，
你要弄懂这七个问题。

首都医科大学附属北京地坛医院　刘慧

乙肝是肝癌的第一元凶。

 你知道吗?

据中国疾病预防控制中心（Chinese Center for Disease Control and Prevention，CDC）通报的数据，我国目前约有8 600 万乙肝病毒携带者。相比非乙肝病毒携带者，他们患肝癌的风险要高出 8~10 倍。

而更不乐观的情况是，据 2014 年 CDC 对全国 1~29 岁人群的乙型肝炎血清流行病学调查结果显示：1~4岁、5~14 岁 和 15~29 岁人群乙型肝炎表面抗原（HBsAg）检出率分别为0.32%、0.94% 和 4.38%。

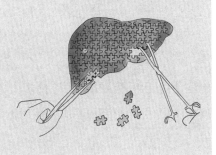

我国作为慢性乙肝的高发区,在我们身边,很多人闻"乙肝"色变,让乙肝患者遭受疾病侵扰的同时,精神上也备受折磨。

但是,乙肝真有这么可怕吗? 有没有什么方法,能够避免乙肝病毒感染? 乙肝疫苗有效吗? 哪些人需要接种乙肝疫苗?

为此,药师总结了大家关于乙肝疫苗困惑最多的 7 个问题。

1. 乙肝疫苗有什么用?

乙肝疫苗是从乙型肝炎病毒携带者血浆中分离乙肝表面抗原(HbsAg),经处理后制成的。

到目前为止,接种乙肝疫苗是预防感染最有效的方法。

疫苗接种后,可以刺激免疫系统产生保护性抗体,这种抗体存在于人的体液之中,乙肝病毒一旦出现,抗体会立即作用,将其清除,从而达到预防乙肝病毒感染的目的。

2. 哪些人需要接种乙肝疫苗?

乙肝疫苗的接种对象主要是新生儿,其次为婴幼儿,以及15 岁以下未免疫人群和高危人群。

高危人群包括:医务人员、经常接触血液的人员、托幼机构工作人员、接受器官移植的患者、经常接受输血或血液制品者、免疫功能低下者、HBsAg 阳性者的家庭成员、男男同性性行为者、有多个性伴侣者和静脉内注射毒品者等。

3. 接种乙肝疫苗需要注意什么？

注意一：注射前需检查乙肝五项

检查乙肝五项主要的目的是，确认是否感染了乙肝病毒以及体内病毒水平（是否曾接受过治疗），无论是哪一种情况都是不能注射乙肝疫苗的。

感染过乙肝病毒的体内已经有保护性的抗体，不需要注射乙肝疫苗，而感染乙肝病毒的人即使打了乙肝疫苗也没有作用。

注意二：免疫力缺陷、严重过敏体质、血清病等患者不得注射

免疫力缺陷患者使用疫苗后无法激活对乙肝病毒的免疫力，乙肝疫苗对于这类患者是无效的。

乙肝疫苗属于身体的外来物质，它可以作为抗原，激活身体的免疫系统形成抗体，严重过敏体质和血清病患者对于身体里外来的抗原，较大可能发生一系列的反应，最终导致组织的炎症和坏死。

常见表现为皮疹，严重的可能引起喉头水肿影响呼吸，甚至可能有严重并发症。

注意三：发热、感冒等情况，不建议注射

出现以上情况的患者，自身免疫力非常低，注射之后可能会产生恶心、头晕、头痛等不良反应，建议在健康的状态下注射，如果有以上情况可以等恢复健康后再进行注射。

4. 怎么接种乙肝疫苗？

乙肝疫苗全程接种共 3 针：按照 0、1、6 个月的程序，即接种第 1 针疫苗后，间隔 1 个月及 6 个月，分别注射第 2 针及第 3 针疫苗。

新生儿接种第一针乙肝疫苗要求在出生后 24 小时内接种，接种在臀前部外侧肌肉内或上臂三角肌肌内注射。儿童和成人为上臂三角肌中部肌内注射。

单用乙肝疫苗阻断母婴传播的阻断率为 87.8%。对乙肝表面抗原阳性母亲所生新生儿，除接种乙肝疫苗外，还应在出生后 24 小时内尽早（最好在出生后 12 小时内）注射乙肝免疫球蛋白，剂量应大于 100IU。

5. 怎样才算是接种乙肝疫苗成功？

在完成接种后 1~2 个月检测表面抗体，如果乙肝表面抗体呈阳性，即为有效。

乙肝表面抗体是一种保护性物质，能保证人体对乙肝病毒具有免疫力，它的存在是衡量乙肝疫苗注射有效性的最重要指标。

6. 接种疫苗后不产生抗体怎么办？

对 3 针免疫程序没有应答的人，可以再接种 1 针 60μg 或 3 针 20μg 重组酵母乙肝疫苗，并在第 2 次接种乙肝疫苗后 1~2

个月,检测血清中的乙肝表面抗体。

如果此时还没有应答,就需要再接种 1 针 60μg 的重组酵母乙肝疫苗。

7. 接种成功后还需要检查吗?

一般情况下是不需要进行检查的。但是,对高危人群可进行乙肝表面抗体监测,如果乙肝表面抗体 <10mIU/ml,则需要再加强补打 1 针。

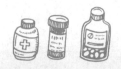

26 患了甲亢，医生却开甲减药？
左甲状腺素钠片，你吃对了吗？

首都医科大学附属北京天坛医院　郭姗姗　赵志刚

 情景再现

　　小李前不久得了甲亢(甲状腺功能亢进症)。到医院就诊后，医生给他开的药物中，有一种名叫"左甲状腺素钠片"的药片。

　　小李上网一查，发现这个药是治疗甲减(甲状腺功能减退症)的。这让他有点儿犯懵，自己明明是甲亢，医生怎么开了治疗甲减的药让自己吃呢？会不会让甲亢更严重呢？这样一想，小李不敢随便用药，赶紧拿着药来到医院咨询。

- -

对于小李这个问题,相信很多人也抱有同样的疑问,难道是医生开错药了? 药师表示:各位患者放心吃,这药开得没毛病!

左甲状腺素钠片有哪些功效呢? 甲亢也能用它治疗? 服用的时候要注意哪些事项? 这些问题,药师来一一为大家解答。

1. 左甲状腺素钠片,功效"杠杠"的!

左甲状腺素钠片是一种化学药品,它的商品名还有很多,比如优甲乐、雷替斯、加衡等。相比于传统的甲状腺素片,左甲状腺素钠片的成分较单一,仅含甲状腺素(T_4),用药安全性较高。

左甲状腺素钠片的使用范围非常广泛,包括:甲状腺功能减退的替代治疗,甲状腺功能亢进的辅助治疗,甲状腺功能正常的非毒性甲状腺肿、甲状腺肿切除术后预防甲状腺肿复发,甲状腺癌术后的抑制治疗,甲状腺抑制试验(诊治疾病时使用)。

2. 甲亢了,也要吃左甲状腺素钠片吗?

甲巯咪唑是临床首选的抗甲状腺药物,甲亢患者服用左甲状腺素钠片是作为抗甲状腺药物的辅助用药,左甲状腺素钠片不能直接用于甲亢的治疗。

甲亢患者应用抗甲状腺药物治疗时可能会发生药源性的甲减,加用左甲状腺素钠片能避免患者体内甲状腺素的快速波动,对抗甲状腺药物剂量难调整的甲亢患者有较好的治疗效果。

利用抗甲状腺药物治疗时会抑制甲状腺素的合成,反馈性刺激促甲状腺激素(TSH)的分泌,造成甲状腺组织的增生。伴有甲状腺肿或突眼的甲亢患者加用左甲状腺素钠可以调节垂体 - 甲状腺轴的功能,抑制促甲状腺激素的分泌,进而缓解甲状腺肿大,降低患者的突眼度。

3. 服用左甲状腺素钠片需要注意什么呢?

注意一:服药需和进餐间隔一定时间

左甲状腺素钠片的药品说明书上推荐,该药应该每天早上空腹将一日剂量一次性服下,间隔半小时后再进食。这样做是为了避免食物对于左甲状腺素钠片吸收的影响。

现代人生活节奏较快,如果不能保证早餐前半小时服药,可以睡前服药,保证晚饭与睡觉间隔 4 小时以上即可。

注意二:不可随意停药

甲减是个终身疾病,甲减患者不能随意停药,随意停药可能会导致甲状腺功能恢复到没有服药前的甲减状态。

左甲状腺素钠片对胎儿和婴幼儿均是安全的,患甲减的妈妈在妊娠期和哺乳期也要继续服药。

注意三:谨防药物间的相互作用

很多药物会影响左甲状腺素钠片的吸收。

● 考来烯胺(消胆胺)、考来替泊(降胆宁)、含铝药物(抗酸药、硫糖铝）、含铁药物、碳酸钙会降低左甲状腺素钠的吸收，影响其治疗效果，与上述药物合用时应注意监测血清促甲状腺素（TSH）水平。

- 左甲状腺素钠会降低抗糖尿病药物的降血糖效应，合用时应注意监测患者的血糖水平。
- 合用利福平、卡马西平、苯妥英钠等酶诱导剂时，应增加左甲状腺素钠的剂量。
- 左甲状腺素钠会增高华法林的浓度，引起出血，服用左甲状腺素钠时需减少华法林的用量。

注意四：谨防食物对药效的影响

豆制品、高纤维素食物、浓咖啡、西柚等会影响左甲状腺素钠片的吸收，应避免与之同服。

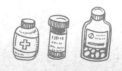

27 查出甲状腺结节，该怎么办？

首都医科大学附属北京同仁医院　解玥

 情景再现

　　单位体检，李姐查出了结节性甲状腺肿，周围同事都来关心她。有人说这病得吃药，还有人说这病需要在脖子上切个大口子……

　　同事的"关切"，却让李姐越听越惊，越想越怕，不禁心里犯了嘀咕，这种疾病是不是很严重？会不会有生命危险？

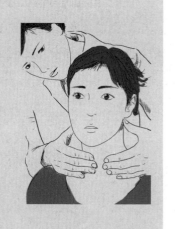

　　甲状腺肿真的有这么可怕吗？下面药师就困扰李姐的几个问题带你看真相！

1. 结节性甲状腺肿是什么病？要不要手术治疗？

结节性甲状腺肿是对甲状腺内部异常肿块的统称，而造成甲状腺结节的疾病有很多种，具体如何处置，需要进一步诊断。

如果没有明显压迫症状或恶性病变，一般是不需要手术处置的。

2. 结节性甲状腺肿需要定期复查吗？

对于首次检出结节性甲状腺肿的患者，建议到门诊做进一步检查，明确诊断，并每年定期检查甲状腺功能及结节性质。

如短时间内发现结节明显增大、增多或变硬，应门诊就诊查明原因。

3. 如果进行了甲状腺切除术，术后需要定期复查吗？

一般情况下术后 3~4 周，患者应到门诊进行复诊。一方面医生需要结合患者的病理报告制订治疗计划；另一方面，需要根据患者的促甲状腺素激素（TSH）来调整药物剂量。

4. 甲状腺切除术后需要吃药吗？需要终身吃吗？

甲状腺切除术后，需要根据患者的病理结果给出个体化的治疗方案，但多数患者术后需要服用左甲状腺素钠片，对于甲状腺激素分泌不足的患者需要终身服用左甲状腺素钠。

左甲状腺素是一种内源性激素，可作为补充剂，以满足患者的生理及治疗需求。

 药师有话说

最后要再次强调一下，若发现结节性甲状腺肿，须就医检查，明确诊断，并依据病情进行治疗。结节性甲状腺肿患者，需定期复查，了解疾病状态。左甲状腺素钠用药剂量需个体化，患者应定期复查，以调整用药剂量。

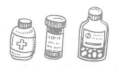

28 胰岛素到底应该怎么用?

首都医科大学附属北京天坛医院　杜亚明　赵志刚

我国糖尿病患者人数众多,而他们中的很多人都需要长期注射胰岛素进行治疗,胰岛素是一种生物制剂,对保存环境的要求较其他药物来说更高一些。很多患者从医院取回的胰岛素摸起来凉凉的,药师会告诉患者,胰岛素在使用之前要放在 2~8℃冰箱冷藏室存放;开始使用后,在常温下存放即可。

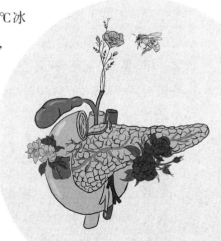

那么,胰岛素这种药品在使用和保存的时候还有其他注意事项吗?当然有! 接下来药师就来跟你聊一聊,在胰岛素使用和保存的过程中,不可不知的那些事儿。

1. 使用之用前混匀

患者通常需要将胰岛素放在"胰岛素笔"中,皮下注射给药。

混悬型胰岛素(中效人胰岛素或预混胰岛素 / 预混胰岛素类似物)使用之前,需要将其摇匀!摇匀时应将胰岛素上下翻动 10 次(初次使用时至少摇匀 20 次),直至胰岛素成为均匀的雾状白色混悬液,以达到药液充分混匀的目的。

速效胰岛素类似物、短效人胰岛素等为澄清溶液,不用摇匀,可直接使用。

2. 使用之注射部位

胰岛素注射推荐部位有腹部、大腿外侧、上臂外侧和臀部外上侧。首选腹部注射(特别是短效、预混胰岛素),因为腹部皮下组织厚且不易注射到肌肉层,且腹部吸收胰岛素最快。但要注意的是,不要在靠近肚脐 2.5cm 以内的地方注射。其次,推荐大腿外侧、臀部外上侧(特别是中长效胰岛素)注射。

最后需要牢记的是,注射部位一定要轮替,不能连续在同一个地方注射,否则易出现结节。

3. 使用之注射要点

胰岛素笔的针头是不一样长的,所以注射的手法也是不同的。针头 4~5mm,注射时针头垂直于皮肤刺入,不需要捏皮;如果针头为 8mm,就要 45°进针或者需要捏皮。而使用大于 8mm

的针头时需要 45° 进针并且捏皮。

注射时注意快速进针, 缓慢注射药物, 注射后针头滞留 5~10 秒再拔出针。

4. 使用之注射针头

一针一次! 也就是说针头不要重复使用, 同一针头多次使用会造成很多危害(比如疼痛增加; 针头内残留胰岛素形成结晶, 导致剂量不准确; 增大注射部位感染的可能; 甚至增加断针概率等)。

注射完成后应立即套上外针帽, 避免被针头扎伤; 将针头从注射笔上取下并丢弃。注意不要将针头留在胰岛素笔上, 否则会造成空气或其他污染进入笔芯, 或笔芯内胰岛素外溢。

5. 保存之家庭储存

刚从医院拿回家的未开封的胰岛素, 要放在冰箱冷藏室(2~8℃)保存。切记不要冷冻, 否则会破坏胰岛素活性而影响疗效。

已开启的胰岛素, 可在室温(10~30℃左右)保存 4 周。注意不要放在阳光直晒、电视上方、车内等可能会变热的地方。

6. 保存之外出

外出时我们应如何携带保存胰岛素呢?

同样, 未开封的胰岛素最好保存在一个便携式器具(冰箱、冰袋、冷却袋等)中或自备保温杯。但要注意的是,胰岛素不要直接贴着冰袋,最好用毛巾等包裹放置。到达目的地后,应尽快放入冰箱2~8℃冷藏室内。

而正在使用的胰岛素就可以在常温下携带和保存了,但到气候炎热(超过30℃)的地区时,还是应将其储存在冷却袋中携带,到达目的地后及时放入冰箱2~8℃冷藏室内,不要放在高于30℃的地方。并且注意要避免阳光直射。

目前市场上作为胰岛素保存的便携产品有:车载小冰箱、冰袋、胰岛素冷却袋。

7. 保存之坐飞机

很多朋友出门时会选择坐飞机,那胰岛素可以与你一同搭乘飞机吗?答案当然是可以的,但需要注意的是,胰岛素需要放在随身携带的冷藏盒内,不可以放到托运行李中托运。

因为在剧烈震动的情况下,胰岛素的结构会被破坏,导致药效丧失;而且飞机在高空飞行时,行李舱温度会在0℃以下,胰岛素会因温度过低而失效。

 药师有话说

正确储存、使用胰岛素,可以避免出现血糖控制不佳或低血糖事件的发生,更好地控制血糖,治疗糖尿病。最后,药师再将胰岛素使用和储存中的要点归纳一下:

(1)混悬型胰岛素使用前要摇匀。

(2) 胰岛素注射部位一定要轮替。

(3) 不同针头注射手法不同,注射后针头要停留 5~10 秒再拔出。

(4) 一针一次,不要重复使用同一针头。

(5) 胰岛素储存要注意温度,不能太低也不能太高。未开封时在 2~8℃保存;开启后在室温下保存,不高于 30℃,且不超过 4 周。

(6) 坐飞机时要随身携带于冷藏盒内,不要托运胰岛素。

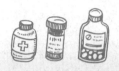

29 预防痴呆,这七件事你未必知道!

北京老年医院　刘新颜

老年性痴呆(学名为阿尔茨海默病)是继心脏病、肿瘤和脑卒中之后的第四位死因的疾病,给患者家庭、社会造成了很大的负担及压力。

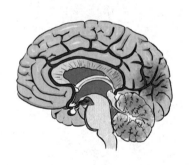

由于该病早期症状的不典型性,容易被患者家属忽视,从而失去最佳的治疗时机。所以说,预防是遏制痴呆的根本,接下来药师就带大家看看痴呆该如何预防? 以及患上痴呆怎么治疗?

1. 预防痴呆,以下七点要记牢

(1) 从年轻时就要培养自己爱好运动、艺术和正常休闲、交友等生活习惯。

(2) 去除或控制脑卒中(脑梗死和脑出血常见)的危险因素。

对有心脑血管病危险因素的老人来说,要积极治疗各种危险因素。比如,高血压患者要积极进行抗高血压的治疗,有糖尿病的要严格控制血糖水平,应定期进行检查和适当治疗。

（3）对已经发生脑卒中的患者,在溶栓、消除脑水肿后,应尽早给予改善脑代谢的药物,以挽救濒死的脑细胞、减少痴呆的发生。同时应坚持长期治疗,改善脑供血。

（4）注意饮食营养。高蛋白、低脂肪饮食,不吸烟,不饮烈酒,应注意碳水化合物、维生素的进食,多吃新鲜蔬菜和水果。

（5）保持情绪乐观,规律睡眠。抑郁会引起免疫功能降低,引起病毒的侵入;而免疫功能降低、病毒感染是诱发痴呆的重要因素。抑郁是痴呆的独立危险因素,不得不防!

（6）努力学习新知识,加强脑力锻炼。老年人要多与亲人朋友接触,积极参加社会活动,比如走访亲友、观看电影、参加社区娱乐活动。还要培养一定的兴趣和爱好,可以学习一些新知识,学习弹奏乐器,阅读报刊和书籍,培养新的爱好。另外,各位老人一定要勤于动手,特别是针对手指灵活性的锻炼。

（7）避免铝的过多摄入。长期使用一些药物(如制酸药、降血脂药、某些止痛药、止泻药)会造成铝的过多摄入,同时还应注意尽量减少使用铝制食具、器皿。

2. 治疗痴呆,这两类药物不能少

痴呆的治疗方法可谓是多种多样,包括药物治疗、免疫治疗、基因治疗及神经心理治疗等多种方法。其中,药物治疗一直是痴呆治疗的主要方法,所以药师就重点讲解一下药物治疗。

改善痴呆认知功能障碍的药物主要分为两大类:胆碱酯酶抑制剂和兴奋性氨基酸受体拮抗剂。

(1)胆碱酯酶抑制剂:主要包括盐酸多奈哌齐和重酒石酸卡巴拉汀。胆碱酯酶抑制剂是现今治疗轻、中度阿尔茨海默病的一线治疗药物。对改善阿尔茨海默病、路易体痴呆及血管性痴呆等各种类型痴呆患者的认知功能、日常生活能力有一定效果。

(2)兴奋性氨基酸受体拮抗剂:主要指盐酸美金刚。盐酸美金刚是一个对中、重度阿尔茨海默病疗效确切的药物,可有效改善患者的认知功能、全面能力和日常生活能力。并且,美金刚与多奈哌齐或卡巴拉汀合用可减缓中、重度阿尔茨海默病患者认知功能衰退。

 药师有话说

目前,我国阿尔茨海默病患者的数量已经相当多了,防治工作迫在眉睫。预防是遏制痴呆的根本,而健康的生活方式是预防痴呆最好的方法。

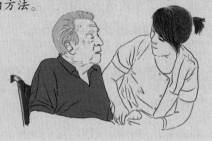

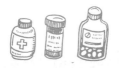

30 "拉肚子"切记不可滥用药。

首都医科大学附属北京友谊医院　廖音

下班后,在路边大排档吃个烧烤、喝个啤酒,在不少人心里实在是件惬意的事儿。然而,若不注意饮食卫生,难免会为了一时的贪吃跑上一晚上的厕所……

遇到腹泻,也就是咱们常说的"拉肚子",不少人认为"吃几片黄连素就 OK 了"。其实腹泻服药没那么简单,药师建议你一定要分清情况,以避免药物特别是抗菌药物的滥用,否则会使病情更加的严重。

那遇到腹泻该怎么做? 应该选择什么样的药物呢?

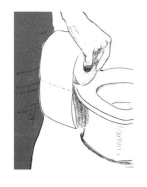

要知道,腹泻是分为感染性腹泻与非感染性腹泻两种类型的,所以当我们遇到腹泻时,首先要做的就是,大致判断出是哪种类型的腹泻。

1. 非感染性腹泻

非感染性腹泻往往是消化不良、暴饮暴食、油腻或辛辣食物刺激等食源性原因所致的,但也有可能是受寒、水土不服、精神紧张等各种外界刺激导致的。此类腹泻一般不伴有发热现象,有时虽会出现呕吐,但通过调整饮食或改变环境即可纠正。同时,加用下列三类药物可以帮助身体更快恢复。

第一类:微生态制剂

常用的有双歧杆菌三联、枯草杆菌二联(美常安)、地衣芽孢杆菌等,这类药物是通过补充肠道正常菌群竞争性地抑制致病菌。由于只作用于肠道菌群,这类药物安全性高,可应用于孕妇和婴幼儿。

正确做法:此类药物应用时,注意饭后半小时用温开水(<40℃)送服,合用抗菌药物时需间隔 2~3 小时服用。

第二类:黏膜保护止泻剂

如蒙脱石散,该药能覆盖消化道黏膜,增强对黏膜的保护,还能吸附致病因子,该药不吸收入血,孕妇、婴幼儿都可以放心服用。

正确做法:此药应用时需注意,1 袋用 50ml 温水搅拌后送服,合用微生态制剂需在此药之后 1~2 小时内服用。

第三类:口服补液盐

严重腹泻造成的主要危害就是可能危及生命的脱水。因此,若有大量腹泻,应积极服用口服补液盐,比单纯喝水更能有效纠正脱水,尤其对于婴幼儿,应该及时补液预防脱水。

2. 感染性腹泻

感染性腹泻通常会伴有呕吐、发热、食欲减退等现象的发生,如果怀疑是感染性腹泻,就需要去医院就诊化验。

感染性腹泻多半是由病毒引起的,这类腹泻不需要服用抗菌药物。如果是细菌引起的腹泻,轻度腹泻首选盐酸小檗碱片,就是我们常说的黄连素,此药也可减量用于婴幼儿。中、重度的细菌性腹泻使用黄连素就行不通了,医生会根据病情开具相应的抗菌药物。

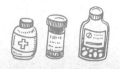

31 关于腹泻，中医教你对症下药。

首都医科大学附属北京世纪坛医院　金锐

 情景再现

　　夏天来了，有些人为了消暑，吃了很多冷饮、凉菜，结果出现了腹泻。

　　有些人吃着火锅唱着歌，今天这个大餐，明天又那个聚会，结果出现了腹泻。

　　还有些人就比较惨了，根本不用吃什么，平时大便就稀，只要稍微吹点凉风、精神紧张一下，马上就要拉肚子，这也是腹泻。

　　以上三种情景相信大家都不陌生。腹泻，也就是咱们常说的拉肚子，是生活中最常见的病症之一。了解了上一篇文章西医药师的讲解，下面再请中医药师给大家讲一讲。

这三种虽然都称为腹泻,但腹泻原因与用药却相差甚远。首先,我们需要明确,用药的目的并不仅仅是止泻这么简单。就像发热(俗称发烧)一样,虽然说发热了要吃退热药,但是这么处理的前提是:你已经知道了发热的原因,并且评估这么烧下去的弊大于利。否则,一味的退热不仅打乱了机体正常的应急反应,而且很容易掩盖真实问题。

同理,治疗腹泻也一样,不仅仅是止泻这么简单。

因为腹泻的原因有很多,需要了解真实的病因;同时,腹泻也是一种排出毒素的过程,一味止泻,反而不利于疾病的恢复。

从中医学角度来看,虽然都是腹泻,但是症状不同、病因不同、证型也不同。腹泻的基本中医证型有 6 种,我们应该根据不同的症状表现来选择合适的药物,药师在此列举出以下最常见的 4 种腹泻类型,供大家参考。

1. 湿热型腹泻

常见表现:如果患者腹泻表现为肛门灼热、里急后重(排便不爽,肛门有重坠感),同时大便比较臭,患者还有舌红、舌苔黄的表现,则提示很可能是湿热型腹泻。

造成原因:一般在夏季饮食不洁或在夏季吃太多辛辣之品时,容易发生这样的腹泻。

正确做法:对于这种患者,应该选用清热利湿的中成药来治疗,如枫蓼肠胃康胶囊、葛根芩连丸、复方黄连素片等。

2. 食积泄泻型腹泻

常见表现：如果患者在暴饮暴食之后出现腹泻，同时伴有明显的腹胀腹痛（在腹泻后减轻），并且大便中会混有不消化之物，则提示很可能是食积泄泻型腹泻。

造成原因：一般这种腹泻的患者都有明确的暴饮暴食经历，并且平时脾胃功能欠佳。

正确做法：对于这种患者，应该选用消食导滞类中成药来治疗，如保和丸、消食颗粒、四磨汤等。

3. 脾胃虚弱型腹泻

常见表现：如果患者的腹泻为经常性的腹泻，饮食稍有不慎、生活起居稍有不适，哪怕在地铁里吹个空调、要考试了精神紧张，一下就会引起腹泻，而且泻意明显不能忍，必须马上拉，或者西医诊断为肠易激综合征的患者，这种腹泻很可能是脾胃虚弱型腹泻。

正确做法：对于这种患者，应该选用健脾益气类中成药来治疗，如参苓白术颗粒、人参健脾丸、附子理中丸等。

如果患者为老年人，或者还伴有明显的怕冷、腰膝酸软等症状，则很可能同时合并肾阳虚，建议选用四神丸、金匮肾气丸治疗。

4. 外感伴有型腹泻

常见表现：如果患者在腹泻的同时伴有明确的感冒症状（例如流鼻涕、打喷嚏、怕冷、头痛、发热、四肢痛等），或者在腹泻之前有明确的感冒受凉史，则提示很可能属于外感伴有型腹泻。

正确做法：对于这种患者，适宜选用藿香正气水。

以上就是最常见的4种腹泻类型，如果再发生腹泻时，请对号入座哦！

 药师有话说

　　需要注意的是，药师建议在腹泻后前往医院进行血常规和大便检验，以判断是否为急性细菌性痢疾、霍乱等。同时，腹泻后人体电解质紊乱和脱水，需要补充盐类物质。

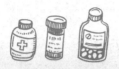

32 拯救过敏的你，
正确服用抗过敏药。

首都医科大学附属北京中医医院　李晖

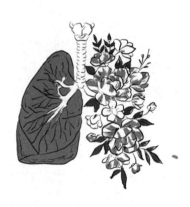

春夏季节，天气晴好，出门野餐郊游少不了，大好春光总是让人心情愉悦。不过有的朋友心情却实在难以愉悦起来，因为他们饱受各种各样过敏性疾病的困扰。红肿、皮肤干痒、不停地打喷嚏、咳嗽、眼睛干痒，真是让人好生恼火！

说到过敏，它其实是一种变态反应，由于外界因素导致机体免疫系统发生变化，引起对机体不利的病理或生理反应。比如，有人吃了鱼、虾、蟹等食物后，会发生呕吐或皮肤瘙痒等反应；有人吸入花粉、尘土后，会鼻塞或哮喘。以上这些都是过敏的表现。

大家在治疗过敏时，可能见过各式各样的抗过敏药物，但不同种类的过敏药物都有其自身的作用机制和抗过敏的特性,对于治疗过敏性疾病的侧重点也不一样。今天药师就为大家来介绍一位过敏的"老朋友"——抗组胺药。

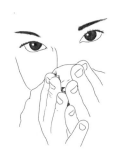

1. 抗组胺药是什么?

这个名字大家可能有些陌生,但其实我们在与过敏的"抗争"中,对抗组胺药里面的几种药物却很熟悉,比如马来酸氯苯那敏片(扑尔敏)、氯雷他定片(开瑞坦)。抗组胺药在临床上分为一、二两代。

第一代抗组胺药

代表药物:马来酸氯苯那敏片(扑尔敏)

扑尔敏想必大家不陌生,是抗过敏的常用药,主要用于皮肤过敏症(如荨麻疹、湿疹、药疹、神经性皮炎、日光性皮炎、虫咬性皮炎、接触性皮炎、皮肤瘙痒症),也可用于药物及食物过敏的治疗,还可用于过敏性鼻炎和上呼吸道感染引起的鼻充血(如感冒或鼻窦炎)。

如何服用:成人一天需要服用 3 次,一次 4~8mg。儿童一天0.35mg/kg,分 3~4 次服用。对于轻症或疾病症状晚间发作的患者,白天应减少用药,可于临睡前顿服。

需要注意:扑尔敏虽然控制瘙痒的效果很好,但是它容易通过血脑屏障进入中枢,导致每天昏昏沉沉的,而且还可能导致排尿困难、黏膜干燥等现象,因此驾驶车辆、从事高空作业、运动员等需要高度集中注意力的人不宜服用。

在服用的时候,如果过敏的症状没有得到缓解,也不得自行增加药物的剂量或者药物的次数,大剂量使用并不会增强药物的疗效,反而可能会引起过度嗜睡或其他不良反应。

第二代抗组胺药

代表药物:氯雷他定片(开瑞坦)

开瑞坦主要用于缓解过敏性鼻炎有关的症状(如喷嚏、流涕、鼻痒、鼻塞、眼部痒及烧灼感),也可用于缓解慢性荨麻疹、瘙痒性皮肤病及其他过敏性皮肤病的症状及体征。它是治疗慢性荨麻疹的一线药物。

如何服用:成人及 12 岁以上的患儿,一次服用 10mg,一日服用 1 次即可。

需要注意:第二代抗组胺药最大的优点是较少通过血脑屏障,对中枢神经系统的影响较轻,仅有轻度的嗜睡作用。因此,与第一代抗组胺药不同的是对于高空作业者、驾驶人员、参赛前的运动员等需要精神高度集中者,只要用药量严格控制在安全范围内也可服用。

2. 服用抗组胺药时,这些要注意

注意一:如果忘记服药时,应在记起时立即补用。但若已接近下一次用药时间,则无须补用,按平常的规律用药。切忌一次使用双倍剂量。并且在药物的选择和使用剂量方面,也一定要咨询医生,合理用药。

注意二:抗组胺药通过结合组胺 H_1 受体来拮抗组胺引发的反应,对于已经发生的临床症状不起作用,因此,要在症状出现前给药并规律用药。临床上常见一些慢性荨麻疹患者在症状消失后即停药,症状再次出现后再用药,这种"按需"用药的方式效果差,也不利于疾病的早日康复,应连续、规律用药,完全控制症状直至痊愈。另外,口服抗组胺药需要经肠道吸收,达到一定血药浓度后才能见效,因此,也应该在症状出现前提前用药。

 药师有话说

与此同时,大家也需要时刻注意日常的保护,接下来药师给大家支几招,和"过敏"打一场漂亮的"保卫战"!

(1)过敏性鼻炎患者应远离过敏原。避免接触花粉、灰尘、螨虫、动物皮毛等容易引起过敏性鼻炎的物质。

(2)多锻炼身体。过敏性鼻炎会随着环境的变化和人体自身免疫力强弱而改变,如果身体好,就算是过敏性体质,也不一定会过敏。

(2)不要招惹户外昆虫。春季昆虫活动逐渐频繁,有的人被昆虫叮咬后,很容易引发荨麻疹,因此,这类人群要尽量避免到昆虫多的户外活动,如果要去,必须事先做好防护措施。

(3)做好防晒工作。特别是对紫外线过敏的人,出门前一定要做好防护措施;皮肤过敏出现红斑、脱屑症状,要及时到医院进行治疗,切忌自己盲目服用药物。

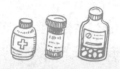

33 普通感冒还是流行性感冒？
别再傻傻分不清。

首都医科大学附属北京儿童医院　刘小会

大多数人都知道，感冒分普通感冒和流行性感冒，但究竟怎么区分，两者用药上有什么不同？特别是如果孩子出现了感冒症状，很多爸妈更是手忙脚乱，不知该怎样对症用药。别慌，药师帮您从容面对普通感冒与流行性感冒。

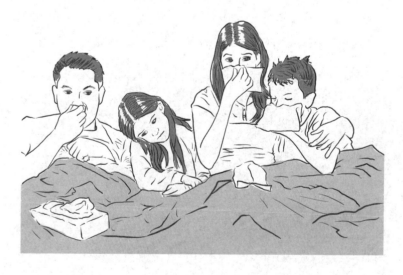

1. 如何分辨普通感冒和流行性感冒？

流行性感冒简称流感,普通感冒和流行性感冒都是急性呼吸道传染病,都有不同程度的发热和呼吸道症状,但两者是完全不同的疾病。普通感冒一般 5~7 天身体就能自愈,流感却有着快速性和传染性的特点,对身体危害比较大。

(1) 诱发的病原体不同:普通感冒最常见的病原体是鼻病毒,其他病毒包括冠状病毒、副流感病毒、呼吸道合胞病毒等。流行性感冒则是由流感病毒引起的,根据病毒核蛋白和基质蛋白抗原分为甲、乙、丙三型。

(2) 临床表现不同:普通感冒传染性没那么强,相对症状会轻。一般起病较缓,不发热或低热,发热一般不会超过 40℃,咳嗽是临床常见症状,也常表现为打喷嚏、鼻塞、流涕等症状,全身中毒症状如头痛、全身酸痛、畏寒、发热等较轻。一般经 5~7 天 (有时 3~5 天) 可痊愈。

流感则起病急,体温常超过 39~40℃,传染性较强,全身中毒症状较重。临床表现为发热、咳嗽、全身肌肉酸痛,严重者可出现呼吸困难。

(3) 季节性特点体现不同:普通感冒季节性不明显。流行性感冒则有明显季节性,主要见于冬、春季节(我国北方为 11 月至次年 3 月多发)。

(4) 临床实验室检查:普通感冒外周血白细胞数正常或偏低,淋巴细胞相对增加,部分患者白细胞总数和淋巴细胞数下降。流行性感冒血象可见周围白细胞总数大多减少,平均约为4×10^9/L,中性粒细胞显著减少,淋巴细胞相对增加。

（5）病原学检查:普通感冒一般不进行病毒学检查。疑似流行性感冒的患者需要及时行鼻拭子、咽拭子采样检查。

2. 感冒了该如何选药? 要注意些什么?

普通感冒:具有一定自限性,症状较轻无须药物治疗,症状明显影响日常生活则需服药,以对症治疗为主,并注意休息、适当补充水、避免继发细菌感染等。

目前,市售的感冒药品种多样,且多为复方制剂,下面我们来认识一下各类感冒药的主要成分。

（1）减充血剂:伪麻黄碱是儿科最常用的口服鼻减充血剂,能使肿胀的鼻黏膜血管收缩,以减轻鼻充血,缓解鼻塞、流涕、打喷嚏等症状。

注意事项:减充血剂连续使用不宜超过 7 天,长期使用减充血剂有可能导致药物性鼻炎和鼻黏膜充血反弹。有较轻的兴奋作用,可致失眠和头痛。

（2）抗组胺药:马来酸氯苯那敏可减少鼻咽分泌物,减轻咳嗽、打喷嚏和流涕等症状。

（3）解热镇痛药:推荐使用对乙酰氨基酚或布洛芬。

注意事项:体温≥38.5℃（腋下温度）和 / 或儿童出现明显不适时,建议采用退热剂退热治疗。对乙酰氨基酚用于 3 个月以上儿童,布洛芬用于 6 个月以上儿童。

知识加油站

安乃近：因其严重不良反应，其注射液等多种剂型已于 2020 年被停止临床应用，片剂等口服制剂虽然仍有使用，但也做了严格的使用限制，不推荐使用。

氨基比林：因易引起骨髓抑制以及能形成亚硝胺致癌物质，不推荐使用。

阿司匹林：阿司匹林应用于儿童流感或水痘治疗时可能引起瑞氏综合征（严重肝损害和脑病），故临床上不用于儿童感冒治疗。

尼美舒利：因为具有严重肝脏毒性，不推荐使用。

（4）镇咳药：右美沙芬等。

注意事项：儿童不推荐使用可待因，具有成瘾性和中枢抑制的作用。

（5）祛痰药：愈创甘油醚、溴己新、氨溴索、乙酰半胱氨酸等。

【划重点】感冒药不能缩短病程，只能缓解症状；2 岁以下儿童普通感冒，用药需要慎重，一般不推荐使用；不要重复使用复方感冒药，防止药物过量中毒；不推荐家长自行为宝宝购买感冒药，如果觉得感冒症状加重，请到医院就诊。

流行性感冒：更强调对因治疗，常用的抗病毒药物有 M_2 离子通道阻滞剂和神经氨酸酶抑制剂。

M_2 离子通道阻滞剂的代表药物有金刚烷胺、金刚乙胺,但该类药物耐药率达 100%,已经失去了对流感病毒的有效抑制作用,不推荐使用。

神经氨酸酶抑制剂的代表药物有奥司他韦、帕拉米韦、扎那米韦。这些药物有明确的用药时机,应在首次出现症状后的 48 小时内尽早使用。

【划重点】在流感症状出现 48 小时内启动抗病毒治疗获益最大,但在症状发生 48 小时后进行抗病毒治疗仍可获益。

3. 寒流来袭,应如何预防感冒?

(1)养成健康的生活习惯,均衡膳食、充足的睡眠、多饮水、适度运动和避免被动吸烟。

(2)感冒的密切接触者有被感染的可能,故要注意相对隔离。

(3)勤洗手是减少感冒的有效方法。

(4)感冒易发季节可戴口罩,少去人多拥挤的公众场所。

4. 哪种感冒症状应立即送医院诊治?

(1)发热超过 3 天,或体温突然升高超过 39℃。

(2)宝宝的活力和食量突然改变,无精打采、昏昏沉沉。

(3)咳嗽带有痰音,鼻涕变浓稠。

(4)耳朵痛、拍打耳朵或头部的宝宝,可能并发中耳炎。

(5)黄绿色浓稠鼻涕,持续 5 天以上,可能并发鼻窦炎。

（6）感冒症状超过 2 周。

（7）出现持续性症状,例如异常出汗、严重头痛、呼吸困难、恶心、呕吐等。

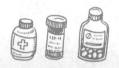

34 只因一场感冒，27 岁研究生抢救 7 天离世！

首都医科大学附属北京妇产医院　周博雅

一份南京医生的诊疗手记曾在网络上引发大量关注，手记中记录了一位年仅 27 岁的男青年，因为感冒发热就医，却在仅仅入院 7 天后，就因多脏器衰竭不幸去世。

 情景再现

27 岁的小刘是某校经济管理相关专业的研究生，因"感冒高热 7 天，伴腹泻 5 天"前往医院呼吸科门诊就诊。血常规报告显示，小刘的粒细胞和血小板很低，门诊医生建议住院接受进一步治疗。结果进一步检查证实，小张全身的肌肉"正在溶解"，肾功能衰竭，肝功能衰竭，严重凝血功能障碍。

这样爆发性的多脏器功能衰竭，确实无法用单纯的"感冒发热"来解释，于是医生开始担心小刘是因为错吃了什么药物，导致中毒性肌溶解和多脏器功能衰竭，让小刘妈妈把小刘吃的感冒药都带来看看后才发现，小刘几乎买遍了药店能买到的各种常见感冒药。小刘说:"因为一种抗感冒药退热效果不明显,就多买了几种,而且剂量加倍,吃了不少。"

最终确诊:"对乙酰氨基酚过量"是导致中毒性肌溶解和肝、肾衰竭的最大"元凶"!

读到这里,您肯定会问:对乙酰氨基酚不是感冒药中一种常见的解热镇痛成分嘛,是怎么导致肝、肾衰竭的? 都有哪些药物含有对乙酰氨基酚? 用多少克算过量服用? 服药时都要注意些什么? 下面药师将一一为您解答。

1. 对乙酰氨基酚到底是什么?

对乙酰氨基酚,也被称为"扑热息痛",是一种临床常用的解热镇痛药,通常单方制剂用于退热或痛经、牙痛等止痛,也普遍地"藏身"于各种复方感冒药中,用来缓解感冒引起的头痛、四肢酸痛。

很多朋友都不曾注意,以下这些耳熟能详的常备药中都含有对乙酰氨基酚。

商品名	通用名	对乙酰氨基酚含量
泰诺林	对乙酰氨基酚缓释片	650 毫克 / 片
泰诺	酚麻美敏片	325 毫克 / 片
日夜百服咛	氨酚伪麻美芬片(日片)/ 酚麻美敏片 II(夜片)	日、夜片各 500 毫克 / 片
白加黑	氨酚伪麻美芬片 II / 氨麻苯美片	日、夜片各 325 毫克 / 片

商品名	通用名	对乙酰氨基酚含量
快客	复方氨酚烷胺胶囊	250 毫克 / 粒
新康泰克	美扑伪麻片	500 毫克 / 片
散利痛	复方对乙酰氨基酚片（Ⅱ）	250 毫克 / 片
加合百服宁	酚咖片	500 毫克 / 片
维 C 银翘片	维 C 银翘片	105 毫克 / 片

看到这里，您可能有所担忧，吃这些药是否会导致肝肾损伤？

2. 对乙酰氨基酚是怎么导致肝肾衰竭的？

治疗剂量下的对乙酰氨基酚在体内代谢生成的有害代谢产物会很快被机体清除，不会对身体造成损伤，但超量服用时身体还来不及处理有害产物，这些有害产物就对我们的肝细胞造成损伤。而急性肾损伤主要由于大量对乙酰氨基酚引起的急性肾小管坏死而导致的。

当然，大家也不必谈药色变，实际上，只有长期大量服用对乙酰氨基酚，才会导致肝肾损害！

3. 成人服用怎样界定长期大量服用的概念？

成年人对乙酰氨基酚的每日最大剂量是 4 克。因此，为了您的安全，每日服用对乙酰氨基酚的总量不应超过 4 克。由于不同药品每片对乙酰氨基酚的含量不同,所以一定要严格按照说明书中的用量服用,不要随意增加药量或次数。

更要注意的是,在感冒发热时若同时吃多种药物,应仔细看看是否均含有对乙酰氨基酚;是否还使用退热的栓剂等其他不是口服剂型的药品,看看药中是否含有对乙酰氨基酚,仔细计算一日所服的对乙酰氨基酚总剂量,千万别让小感冒引发大问题!

另外,**对乙酰氨基酚用于退热使用不得超过 3 日,用于止痛不得超过 5 日**。如果过了这个疗程你的症状还没有减轻的话,就需要及时就医,找专业医师再次为你评估病情。

4. 儿童使用对乙酰氨基酚注意些什么?

首先,选用儿童剂型。成人剂型每片含量较大,且不易或不可分割(标明"缓释"的药品通常都是不可以分割使用的),因此不推荐儿童服用。

其次,由于儿童天生对吃药抵触,通常不喜欢吃胶囊和药片,所以对乙酰氨基酚有很多适合儿童服用的剂型,比如滴剂、糖浆剂、颗粒剂、口服液和栓剂,这些剂型可以更好地来实现儿童的个体化用药。

目前大多数儿童剂型的说明书中,对各年龄段或体重的药量都写得非常详尽,各位宝爸宝妈可以放心按照说明书中的剂量对应给宝宝服用。需要强调的是,1 岁以内的宝宝用药宜慎,生病了应及时就医,遵从医嘱服用药物。

5. 哪些人慎用对乙酰氨基酚?

以下患者慎用对乙酰氨基酚。肝肾功能不全患者；心力衰竭、高血压患者；对阿司匹林或对本药过敏者；服用解热镇痛抗炎类药物引发过哮喘、荨麻疹或其他过敏反应的患者；有胃肠道溃疡、出血、穿孔的患者；冠状动脉旁路移植术围术期疼痛患者；妊娠期和哺乳期妇女。3 岁以下儿童禁用本药小儿灌肠液。

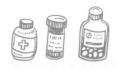

35 一分钟教你牙疼时科学服用止疼药。

首都医科大学附属北京口腔医院　赵婷　程海婷

"牙疼不是病,疼起来真要命"——这句老话,想必很多人都深有体会。很多患者牙疼难耐时,会选择自行服用止疼药(学名为镇痛药)缓解。不过,小小一片止疼药吃起来可是有大学问呢!

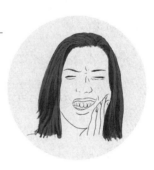

1. 牙疼先就医,需要时才用止疼药

由于牙齿有其特殊性,治疗以手术为主、药物为辅。当您出现牙疼症状时应立即就医,不要自行购买止疼药缓解疼痛。因为止疼药只是起到麻痹神经的作用,药效一过还是一样疼,时间久了会延误治疗。经过手术治疗后,如果有需要才选用止疼药缓解疼痛,比如洛芬待因片、氨酚双氢可待因片或布洛芬缓释胶囊等。

2. 不疼不必吃止疼药

通常在拔牙术后,牙医会给您开止疼药。拔牙术后的疼痛会随着伤口的愈合自行缓解,如果不感觉疼痛是不需要吃止疼药的,当感觉疼痛时可以吃一片,也就是必要时服用。通常连续服用不得超过 5 天。

3. 止疼药吃完后需要一定时间才能起效

为什么我吃完止疼药牙还疼呢?可能您吃的药还没起效呢,药物服用之后,距离发挥作用是有一段时间的。一般吃药半小时后才会有止疼效果。

4. 止疼药一天不能吃太多

每种止疼药的服药间隔时间是不同的,比如布洛芬缓释胶囊,每 12 小时口服 1 粒;洛芬待因片和氨酚双氢可待因片,每 4~6 小时口服 1~2 片。千万不要随意缩短服药间隔或增加服药剂量,否则不仅不能增加止疼效果,而且会增加不良反应发生的风险。

5. 避免与复方感冒药同时服用

用于治疗牙疼的止疼药,大部分为非甾体抗炎药,它们具有解热、镇痛和抗炎的作用,而大多数复方感冒药中也含有以上成分。在此提醒大家,止疼药要避免与复方感冒药同时服用,以免因重复用药、用药剂量过大而导致药物不良反应的发生。

6. 服药期间避免饮酒

饮酒可增加止疼药所致胃肠道出血的风险，建议用药期间避免饮酒，包括白酒、啤酒、红酒等，以及所有含酒精的饮料或食品。

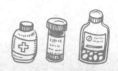

36 见车就晕?
让药师拯救"任性"的你!

首都医科大学附属北京同仁医院　韩芙蓉

晕车

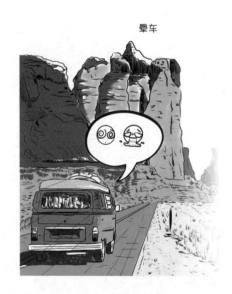

晕车,是很多朋友都经历过的极其不愉快的体验,给人生的美好旅途"添了堵",真的是"旅行公敌"!而且,一旦开始晕车,明明旅途不远,但感觉却是长路漫漫,无穷无尽,明明窗外风景如画,却只能沉浸在"自我斗争"中……

1. 人为什么会晕车呢?可以用药进行预防吗?

晕车,通俗地讲,就是掌管我们人体平衡的器官——前庭器官出现了问题。

第二章　常见疾病的健康管理

一旦我们乘坐的车辆加速、减速或颠簸震动，就会刺激人体掌握平衡的器官，引发头痛、头晕、恶心、呕吐、反酸、唾液分泌增多、出汗等不适症状。不过，晕车这种症状在结束乘车后很快也会缓解。通常，车辆越密闭，晕车的感觉就越明显。

当然，并不是所有人都会晕车，但有些人晕起车来却是"天翻地覆"的。

2. 哪些人更易晕车？

下列四类人属于晕车的常见人群。

（1）女性。女性远比男性更容易发生晕车。

（2）小于 2 岁的儿童通常不易发生晕车，到了 12 岁左右发生率达到最高，成人后发生率逐渐降低。

（3）妊娠期妇女尤其容易发生晕车，月经周期和避孕药也与晕车有关。

（4）患有其他疾病者，如迷路炎、偏头痛患者也可引起或加重晕车的感觉。

3. 药物抗"晕"怎么用？

现如今，需要乘车的时候特别多，对于有晕车问题的朋友，确实很烦恼。其实也不必过度恐慌，知道自己容易晕车，只要提前行动，服用一些晕车药，还是可以有效预防的。

下面药师就给大家介绍几类常见的晕车药：

第一类:抗组胺药

代表药物:茶苯海明、苯海拉明。

茶苯海明宜出行前半个小时服药,每 4 小时服药 1 次,服用期间不得饮酒或饮用含有酒精的饮料;**苯海拉明**也是出行前至少 30 分钟服用,出行前 1~2 小时服用效果最佳。

重症肌无力、闭角型青光眼、前列腺肥大者禁用,高血压、哮喘、支气管炎、肺炎等患者不宜使用。

第二类:抗胆碱药

代表药物:氢溴酸东莨菪碱。

此类药物防晕车的效果很好,但闭角型青光眼患者禁用。

第三类:抗多巴胺类药物

代表药物:盐酸异丙嗪。

此类药物可用于预防和缓解晕车的感觉,不过也有嗜睡和锥体外系反应等不良反应。

以上几类药物都是非处方药,也就是说您可以就近在药店直接买到。不过药师需要特别提醒您的是,一定要在乘车前服药,如果已经晕车了,再服用作用就不大了。

4. 减轻晕车症状的小技巧

如果旅行中出现了晕车感觉,又该如何减轻晕车的痛苦呢?

技巧一:选择面向行驶方向的座位

很多朋友有这样的生活经验,开车的人很少有晕车的,这是因为开着车能够预见运动。如果你没有在开车,尽量像司机一样坐在前排——汽车的副驾驶位,看着车前进的方向,尽量看远方不动的目标。坐船或乘飞机的话,尽量选择轮船甲板的前端或机翼上方的座位。

技巧二:旅行中调整姿势

尽量保持头不动,闭上眼睛。坐船时,眼睛凝视岸边不动的物体或地平线;坐车时眼睛望向车外,尽可能不要盯着车内的物体,比如看书或看视频。

如果可能的话,采取仰卧的姿势也可缓解晕车的感觉;若只能坐着,那么头部尽可能紧靠在固定的椅背或物体上,避免较大幅度的摇摆。

技巧三:开窗通风

打开车窗或打开飞机头顶的通气孔,获得充足的新鲜空气。

 药师有话说

在这里,药师要特别提示,服用晕车药后一定不能驾驶飞机、车、船,从事高空作业、机械作业,也不能操作精密仪器。

总之,尽管晕车是痛苦的,但只要我们积极预防,先"吃"而后动,尽可能坐前排的座位,并注意良好的乘车习惯,旅途还是很美好的!

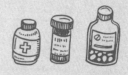

第三章

准妈妈的用药贴士

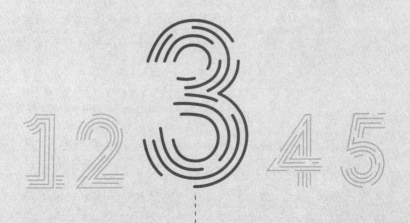

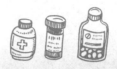

37 发热头痛冬来找，怀孕吃药怎么好？

首都医科大学附属北京妇产医院　刘小艳

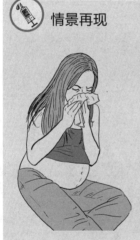

情景再现

孕妈妈,32 岁,怀孕孕周 11$^+$,因感冒发热 38.9℃到医院就诊,医嘱给予对乙酰氨基酚 0.5g,必要时口服。可回家后家人担心西药对胎儿有影响,非让去医院换成中药感冒清热颗粒,孕妇无奈只好到医院药物咨询中心询问孕期是否可以服用对乙酰氨基酚退热。

冬季是感冒发热高发的季节,要是真有个头疼脑热,多喝水、多休息、吃点药,很快也就过去了。但对于广大怀着宝宝的准妈妈来说,可是"摊上了大事儿"！今天就和大家说说孕期感冒的那些事儿！

1. 孕期用药是否中药一定比西药安全?

很多人认为中药源于动物和植物,孕妇服用更安全,其实不尽然。一方面,一些中药本身对胎儿有危害,如红花可导致流产,雄黄会造成胎儿畸形,所以孕妇是禁止使用这些中药的。另一方面,中药成分复杂,药理作用和不良反应不明确,对胎儿的危害未知。而对于西药来说,妊娠安全性分级[美国食品药品管理局(FDA)根据动物实验和临床用药经验对胎儿致畸的相关影响,将药物分为危险程度依次增加的 A、B、C、D、X 五级。现在更是要求药品生产企业在说明书中标注更为详细的风险概要、临床注意事项和数据信息]中安全级别高的药物,如分级为 A 类的维生素类药物、分级为 B 类的大多数头孢类抗菌药物等,经临床使用多年已证实对胎儿相对安全。所以不能简单认为孕期服用中药比西药安全,而应具体药物具体对待。

2. 孕期使用对乙酰氨基酚是否安全?

美国 FDA 把对乙酰氨基酚的妊娠安全性分级定为 B 类,B类药物指动物生殖学研究没有发现对胎儿存在风险,但是无人类孕妇的对照研究;或者动物生殖研究显示有不良影响,但是在人类孕妇孕早期的对照研究中没有得到证实。妊娠安全性分级为 B 类的药物目前在临床认为是相对比较安全的,在孕期治疗性用药时常是首选的,所以本例患者选用对乙酰氨基酚退热是安全的。

3. 该患者服用对乙酰氨基酚是否比服用感冒清热颗粒更有利？

感冒清热颗粒是一种中成药制剂，具有疏风散寒、解表清热的作用，临床多用于由于风寒感冒引起的恶寒身痛、鼻流清涕、咳嗽咽干、头痛低热等症状，它的退热作用比较温和。本例患者孕 11$^+$ 周，处于孕早期，体温较高为 38.9℃。有研究表明，孕早期高热会使胎儿发生脊柱裂、胎儿神经管缺陷等风险增高，所以本例患者宜选用退热作用快的药物。对乙酰氨基酚口服后 0.5~2 小时可以在体内达到血浓度峰值而发挥降温作用，作用可持续 3~4 小时。所以本例患者选用对乙酰氨基酚退热更有优势。

4. 孕期服用对乙酰氨基酚的注意事项有哪些？

因目前上市的很多感冒药物中常含有对乙酰氨基酚成分，对乙酰氨基酚不宜与此类药物合用；对于持续的发热，可以间隔 4~6 小时给药一次，但 24 小时内使用次数不得超过 4 次，且连续使用不宜超过 3 天。

 药师有话说

孕期引起发热的原因有很多，对乙酰氨基酚只是对症降低体温，为了孕妈妈和胎儿的健康，患者还应积极配合医生针对病因进行相应的治疗。

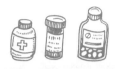

38 给孕期贫血乱投医的你。

首都医科大学附属北京妇产医院　李心蕾　胡海鹏

　　缺铁性贫血是孕期最常见的贫血。我国孕妇缺铁性贫血患病率为 19.1%, 孕早期、孕中期、孕晚期缺铁性贫血患病率分别为 9.6%、19.8% 和 33.8%。随着胎儿不断长大, 尤其是到了孕中期、孕晚期, 小生命对铁的需求量也会急剧增加。刚出现贫血时孕妇往往无明显症状, 但随着贫血加重, 孕妇会出现乏力、疲劳、脱发等; 如果不及时补铁, 导致贫血加重, 可能会引起头晕、眼花、气短、食欲缺乏、耳鸣等不适; 更严重者会出现昏厥。

1. 如何判断孕期贫血?

　　检查指标符合下列标准之一的, 需要警惕孕期缺铁性贫血

的发生。

（1）血红蛋白 <110g/L，红细胞 <3.5 × 10^{12}/L，红细胞平均体积 <80fl，红细胞平均血红蛋白浓度 <32%，而白细胞计数和血小板计数均在正常范围。

（2）血清铁量下降，低于 6.5μmol/L。

2. 孕妈妈出现贫血应该注意什么？

（1）定期产检。妊娠 20 周后，应每月检查一次血常规。

（2）孕期增加营养，多吃含铁丰富的饮食，包括红色肉类、鱼类、禽类、蛋类以及动物血制品等。

（3）诊断明确的缺铁性贫血孕妇每天应补充铁 100~200mg，轻度、中度贫血的孕妇，在改善饮食的同时，以口服铁剂治疗为主。治疗 2 周后复查血红蛋白评估疗效，通常 2 周后血红蛋白水平增加 10g/L，3~4 周后增加 20g/L。

（4）铁剂治疗无效的患者，应进一步检查是否存在吸收障碍、依从性差、失血及叶酸缺乏症等情况。

（5）重度贫血的孕妇就需要多次少量输血治疗。

3. 服用铁剂小贴士

药师在下表中列出了常用口服铁剂的规格、元素铁含量及补充元素铁量。虽然品种不同，但铁的吸收效率差异微小。

名称	规格	元素铁含量	补充元素铁量
多糖铁复合物	150mg/片	150mg/片	150~300mg/d
富马酸亚铁	200mg/片	60mg/片	60~120mg/次,3次/d
琥珀酸亚铁	100mg/片	30mg/片	60mg/次,3次/d
硫酸亚铁	300mg/片	60mg/片	60mg/次,3次/d
硫酸亚铁控释片	520mg/片	100mg/片	100mg/d
葡萄糖酸亚铁	300mg/片	36mg/片	36~72mg/次,3次/d
蛋白琥珀酸铁口服溶液	15ml/支	40mg/支	40~80mg/次,2次/d

（1）服用铁剂治疗期间,同时加服维生素 C,可以促进铁的吸收。多吃一些富含维生素 C 的食物也可促进铁的吸收,如水果、土豆、绿叶蔬菜、菜花、胡萝卜和白菜等。

（2）牛奶、奶制品、谷物麸皮、谷物、高精面粉、豆类、坚果、茶、咖啡及可可会抑制铁吸收。服用铁剂期间尽量不食或少食,避免影响铁剂吸收。

（3）铁剂可引起恶心和胃部不适,建议在饭后 2 小时服用。

（4）铁剂可减少肠道蠕动,可能会引起便秘。

（5）服用铁剂后会排黑便,属于正常现象,不必恐慌。

 药师有话说

很多女性在怀孕前就已经出现缺铁性贫血的现象,而怀孕后身体所需的铁量往往比平常要多 3~4 倍。如果铁储备不充足,对孕妇、胎儿及新生儿均会造成近期和远期影响。孕妈妈一定要引起重视!

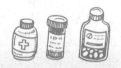

39 当孕期遇上哮喘。

首都医科大学附属北京妇产医院　胡海鹏

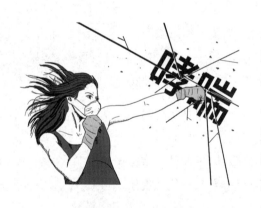

哮喘是妊娠期常见的慢性疾病,而哮喘女性怀孕后,通常会因为害怕药物影响胎儿发育而停止使用哮喘药物或减少哮喘药物,然而,这种做法真的可取吗?听药师为你答疑解惑。

1."药不能停"

首先要强调一点,在妊娠期间,主动出击治疗哮喘所带来的好处远远胜于药物的潜在危害。妊娠合并哮喘,如果哮喘症状控制不佳会增加胎儿早产、胎儿宫内生长受限、妊娠高血压和先兆子痫等合并症的风险。女性在怀孕前一年有哮喘发作史,发生早产的风险更高,其后代罹患疾病的风险也更高,包括先天性畸形,特别是神经系统、呼吸系统和消化系统疾病。

因此,妊娠期哮喘的管理及合理用药非常重要,不能擅自停药!

2. 常用治疗药物

知道了妊娠期哮喘需要治疗,那么哪些控制哮喘的药物妊娠期使用是安全的呢? 目前的证据表明:无论是吸入性糖皮质激素(如布地奈德、丙酸倍氯米松、氟替卡松等),还是 β_2 受体激动剂(如沙丁胺醇、特布他林、班布特罗、福莫特罗、沙美特罗等),或者是白三烯受体调节剂(如孟鲁司特),均不会增加胎儿异常的概率。哮喘控制较佳的患者怀孕后,应鼓励患者继续药物治疗方案,而不是减少或停用哮喘药物。

3. 孕期哮喘药物的选择

美国食品药品管理局(FDA)根据动物实验和临床用药经验对胎儿致畸的相关影响,将药物分为危险程度依次增加的 A、B、C、D、X 五级。这种分级方式是目前临床上广为使用的妊娠期用药参考依据。下表列出了常用哮喘药物的安全级别。

分类	特点	品种	FDA 妊娠分级
吸入性 β 受体激动剂	治疗妊娠期轻度间歇性哮喘的一线用药,可一直使用这种药物作为治疗轻度、中度哮喘症状的快速缓解用药	特布他林	B
		沙丁胺醇	C
		福莫特罗	C
		沙美特罗	C
吸入性激素	对于持续性哮喘的妊娠患者,被列为一线控制药物	布地奈德	B
		倍氯米松	C
		氟替卡松	C
		氟尼缩松	C
全身激素	用于哮喘急性发作治疗或其他方案无法控制时使用的药物,与早产风险增加、低出生体重和先兆子痫显著相关,使用需权衡利弊	甲泼尼龙	C
		泼尼松龙	C
		泼尼松	C
白三烯受体拮抗剂	可阻断白三烯受体,改善气道水肿平滑肌收缩和炎症,是轻度持续性哮喘的另一种维持用药	孟鲁司特	B
		扎鲁司特	B

在给哮喘孕妇选择药物时,必须考虑每种药物药代动力学特性、药效以及危险性。总的来说,由于伦理学的原因,许多治疗哮喘的药物尚缺乏对孕妇的安全性资料,毕竟我们不可能在孕妇身上进行临床药物试验。目前,大多数治疗哮喘的药物FDA 妊娠期分级都属于 B 级或 C 级,B 级是指比较安全,而 C

级是指可能有危险,要权衡利弊。凡事都有风险,应看风险大小,还要看获益与风险的比值,综合考虑后做出选择,具体请遵医嘱。

4. 避免接触过敏原

除了药物治疗,在生活中孕妈妈要尽量避免接触过敏原,如动物皮毛、尘螨等,在雾霾天外出尽量佩戴口罩,减少大气污染物对呼吸道的刺激,这样能有效地减少妊娠期哮喘的发作频率和严重程度。

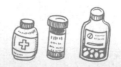

40 备孕、怀孕必补的叶酸到底应该怎么补？

首都医科大学附属北京天坛医院　霍记平

几乎每位已经怀孕或者正在备孕的准妈妈都知道要补充叶酸，但为什么要补充叶酸，很多人却并不清楚。有的是因为医生要求补充，有的可能是朋友告知要补充，有的可能是因为大家都在补充，也有可能是把叶酸当作营养素来补充……

可是，你真的了解叶酸吗？叶酸是什么？它又有什么好处，该怎么补才最合理有效？别人怎么补自己就怎么补吗？孕育小生命一定需要它吗？

下面药师就来跟大家聊聊补叶酸这个小事儿里边的大学问吧！

1. 叶酸是什么？

叶酸，是一种人体必需的 B 族维生素，又称维生素 B_9，对组织的生长尤为重要，在人体内不能合成，只能通过饮食摄入或药物补充。

富含叶酸的食物有动物肝脏、蛋类、豆类、酵母、绿叶蔬菜、水果及坚果类。但天然食物中存在的叶酸经烹调加工或遇热易分解，人体吸收的量较少；人工合成的叶酸稳定性更好，人体吸收较多。

孕妇如果缺乏叶酸，危害可不小呢。孕早期缺乏叶酸可引起死胎、流产、脑和神经管畸形，还可导致眼、口唇、腭、胃肠道、心血管、肾、骨骼等器官的畸形。孕中、晚期叶酸缺乏影响血红蛋白合成，会导致巨幼红细胞性贫血。叶酸缺乏还会导致高同型半胱氨酸血症，诱发妊娠期高血压。此外，叶酸与胎盘早剥、胎儿生长受限、早产等的发生也密切相关。

2. 应从什么时间开始就要补叶酸呢？

有的孕妈妈就开始着急了，那我应该什么时候补叶酸呢？是确定怀孕了才开始补叶酸，对吗？**不是的！**在已知妊娠后开始用叶酸是不够的。

为什么呢？

因为神经管在末次月经后一个月已经基本形成，也就是说，在你还不知道怀孕时，这个过程已经完成了。如果在此期间母亲体内叶酸水平不足，胎儿神经管闭合就可能会出现障碍，从而导致神经管缺陷，即无脑畸形和脊柱裂在内的中枢神经系统的发育畸形。因此，应在备孕阶段就开始服用叶酸。

研究证明，每日服用 1 片规格为 0.4mg 的叶酸，需要服用至妊娠满 3 个月，红细胞叶酸浓度才能达到预防神经管缺陷的有效水平;对于患有神经管缺陷,或者既往有神经管缺陷生育史的妇女,应该每日服用 4mg 叶酸,需要服用至妊娠满 3 个月。

因此,多数国家建议从准备怀孕前 3 个月开始每天补充叶酸,才能保证胚胎早期有较好的叶酸营养状态。

补充叶酸可适当联合复合维生素一起补充,其所含的维生素 B_2、维生素 B_6、维生素 B_{12} 在叶酸途径发挥重要作用,但应避免摄入过多维生素 A,因其过量可产生胚胎毒性。

3. 叶酸应该补充多少剂量?

权威指南推荐孕妇每日摄入叶酸 0.6mg。为了预防神经管缺陷,除了饮食中摄取的叶酸以外,根据孕妇的个体情况,不同的个体,每天需要补充的叶酸含量也是不一样的。

以下就孕妇的不同情况应该如何补充叶酸预防神经管缺陷进行分别阐述。

无高危因素的妇女:

一般健康的女性,建议从可能怀孕或孕前至少 3 个月开始,每日增补 0.4mg 或 0.8mg 叶酸,直至妊娠满 3 个月。

夫妻一方患神经管缺陷或夫妻任何一方有神经管缺陷生育史的妇女:

建议从可能怀孕或孕前至少 1 个月开始,每日增补 4mg 叶酸,直至妊娠满 3 个月。如果没有 4mg 而有 5mg 叶酸剂型,也可每日增补 5mg 叶酸。

患先天性脑积水、先天性心脏病、唇腭裂、肢体缺陷、泌尿系统缺陷，或有上述缺陷家族史，或一级、二级直系亲属中有神经管缺陷生育史的妇女：

建议从可能怀孕或孕前至少3个月开始，每日增补0.8~1.0mg叶酸，直至妊娠满3个月。

吸烟，患糖尿病、肥胖或癫痫的妇女：

建议从可能怀孕或孕前至少3个月开始，每日增补0.8~1.0mg叶酸，直至妊娠满3个月。

正在服用增加胎儿神经管缺陷风险药物的妇女：

正在服用抗癫痫药（如卡马西平、丙戊酸、苯妥英钠、扑米酮、苯巴比妥）、降血糖药（如二甲双胍）、抗肿瘤药（如甲氨蝶呤）、抗菌药（如柳氮磺吡啶、甲氧苄啶）、利尿药（如氨苯蝶啶）、降血脂药（如考来烯胺）的妇女，建议从可能怀孕或孕前至少3个月开始，每日增补0.8~1.0mg叶酸，直至妊娠满3个月。

患胃肠道吸收不良性疾病的妇女：

建议从可能怀孕或孕前至少3个月开始，每日增补0.8~1.0mg叶酸，直至妊娠满3个月。

高同型半胱氨酸血症的妇女：

建议每日增补至少5mg叶酸，直至血液同型半胱氨酸水平降至正常后再考虑受孕，且持续每日增补5mg叶酸，直至妊娠满3个月。

MTHFR基因突变的妇女：

MTHFR，即亚甲基四氢叶酸还原酶，它的作用是能够使叶酸代谢转化为具有生物学功能的 5- 甲基四氢叶酸,从而降低同型半胱氨酸的水平。

当 MTHFR 发生基因突变时,每日服用 0.4mg 基本是无效的,无法将同型半胱氨酸降低到正常水平,高同型半胱氨酸血症会增加神经管缺陷及其他多种不良妊娠的风险。

那么该怎么进行处理呢?

(1)可服用三代叶酸,即具有生物学功能的 5- 甲基四氢叶酸。

(2)可配合使用较大剂量的维生素 B_{12},因维生素 B_{12} 能够与 5- 甲基四氢叶酸起协同作用。

(3)加强饮食补充,食用叶酸含量高的食物,主要有动物肝脏、蛋类、豆类、酵母、绿叶蔬菜、水果及坚果类。

4. 叶酸应补充多长时间?

对预防神经管缺陷而言,增补叶酸至妊娠满 3 个月已经足够。但由于叶酸对孕妇或胎儿有其他益处,有学术团体建议,无高危因素的妇女可每日增补 0.4mg 叶酸至妊娠结束,甚至可以持续整个哺乳期;对具有高危因素的妇女,可按前文补充叶酸的要求补充到妊娠 3 个月,之后可每日增补 0.8~1.0mg 叶酸,直至妊娠结束。

近期研究指出,女性在妊娠中晚期持续每日补充 0.4mg 叶酸,可降低妊娠晚期同型半胱氨酸水平生理性的升高,这对妊娠间隔过短的女性尤为重要。

如果您合并有多种高危因素,情况复杂,这时候需要根据您的具体情况,听从医师或药师的指导,给出适合您个人的叶酸补充建议。

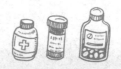

41 备孕期间,患有高血压的准妈妈 应如何选择降压药?

北京积水潭医院　林平

高血压是一种慢性病,除了个别风险较低的患者可通过生活方式干预来控制血压之外,绝大多数患者仍需要通过服药来保持血压稳定。也正因如此,一些准备怀孕的女性患者可是极为发愁的。

随着生活水平的提高与生活节奏的加快,高血压发病人群愈发年轻化,而前段时间国家三胎政策的调整,让更多家庭考虑再生个宝宝。因此,越来越多的高血压中青年女性患者存在生育需求。

问题来了,降压药不能停,备孕与妊娠期间应该如何保障用药安全呢?

 情景再现

患者:"药师,我和我老公准备再要个孩子,可是我这几年一直在服用降压药,会不会有致畸风险啊?要是怀上了,降压药是不是得停了呀？"

药师："抗高血压药，也就是降压药，是需要持续服用的，因此您在怀孕过程中也不能停止服用降压药，而一些降压药确实会对胎儿造成影响，可能会出现致畸、早产，甚至死胎的风险。"

患者："这么严重？那我可以换药吗？有没有可以替换的较为安全的药物呢？"

药师："别着急，我这就来带你了解一下处于备孕、妊娠期的高血压女性患者应如何选择降压药。"

1. 如何根据血压选择应对方案

一般而言，备孕期的女性非同一天测量的 3 次诊室血压均 ≥140/90mmHg，就可以确定患有高血压了。

对于备孕期的高血压患者，血压管理策略与怀孕期间是一致的，都是使血压控制在合理范围（一般为 <140/90mmHg），并尽量降低药物对胎儿的潜在风险。如果 140/90mmHg ≤ 血压 <150/100mmHg，可以先不服用药物，单纯通过生活方式干预来控制血压；但如果血压 ≥150/100mmHg，就需要在生活方式干预的基础上，开始使用降压药治疗了。

若血压较高，经过积极的生活方式干预和药物治疗后，仍不能使血压降至 150/100mmHg 以下，或者合并有靶器官的损害（如伴有蛋白尿），应暂缓怀孕，尽早到高血压专科进行就诊、评估和治疗,务必经过专科医师评估同意后,方可怀孕,否则会给孕妈妈和胎儿都带来极大的风险。

2. 降血压治疗中的生活方式干预

生活方式干预是高血压治疗的基础方法,应贯穿于高血压患者血压控制的始终,主要措施包括:

(1)减少钠盐摄入,每人每天摄入量应 <6g,增加富含钾的新鲜蔬菜、水果和豆类等食物的摄入。

(2)合理均衡膳食,以水果、蔬菜、低脂奶制品、富含食用纤维的全谷物、植物来源的蛋白质为主,减少饱和脂肪酸和胆固醇摄入。

(3)控制体重,使体重指数(BMI)$<24kg/m^2$、腰围 <85cm。

(4)不吸烟、不饮酒,尽量避免被动吸烟。

(5)多运动(高危者运动前需评估),每周进行 4~7 天,每天累计 30~60 分钟的中等强度运动(如步行、慢跑、骑自行车、游泳等,一般运动时心率可达到最大心率的 60%~70%)。

(6)减轻精神压力,保持心理平衡。

3. 降血压治疗中的药物治疗

对于降压药,尽量选择对胎儿影响小、可以在怀孕期间使用的。如果现在使用的药物不宜在怀孕期间使用,一般建议提前 6 个月将它换成可以在怀孕期间使用的。这样一方面有利于怀孕后能继续使用该类药物,避免换药引起的血压大幅波动,便于怀孕期间血压控制；另一方面也可以避免在怀孕早期因未发现怀孕而应用具有致畸及其他不利作用的降压药，从而为胎儿健康带来危险。

4. 常用降压药物的选择

目前，临床中使用最多的降压药物有五类，是高血压治疗的一线药物。这些药物对胎儿的影响如下。

(1) **血管紧张素转化酶抑制剂（ACEI）、血管紧张素受体拮抗剂（ARB）**

这两类药物是通过作用于肾素 - 血管紧张素 - 醛固酮系统而发挥血压调节作用的药物，名称中常含有"沙坦"或"普利"字样，具有明显的致畸风险，怀孕期间需绝对禁用。

这两类药物的作用机制和不良反应相似，怀孕期间服用，会导致流产、死胎、胎儿肾衰竭、先天性畸形等不良事件。

(2) **钙通道阻滞剂**

钙通道阻滞剂是一类通过阻断血管平滑肌细胞上的钙离子通道而发挥扩张血管、降低血压作用的药物，临床中常用到的是名字中带有"地平"字样的二氢吡啶类钙通道阻滞剂。

该类药物中的硝苯地平，是妊娠高血压治疗的首选药物之一，但能否在备孕期间使用仍存在一定的争议。因动物试验显示，该药具有胚胎毒性、胎仔毒性和致畸性，建议妊娠早期不宜使用，我国上市制剂的说明书也大都要求"怀孕 20 周内禁用"或"孕妇禁用"。同类中的氨氯地平、非洛地平、乐卡地平等药物的说明书,也指出不能用于或权衡用于备孕期或孕期。

因此,为了用药安全,建议使用前与医师或药师进行充分沟通和利弊权衡,在无其他药物使用的情况下才选用。

(3) **利尿剂**

利尿剂是一类主要通过促进尿液排出、降低血管中液体容量而发挥降压作用的药物。常见的有氢氯噻嗪、吲达帕胺、呋塞米、托拉塞米等。

这类药物在怀孕期间高血压治疗中的价值存在争议,一般不建议使用。

如必须使用,建议选择氢氯噻嗪、吲达帕胺、氯噻酮、阿米洛利、托拉塞米等安全级别(妊娠 B 级)较高的药品。

(4) **β 受体拮抗剂**

β 受体拮抗剂是一类主要通过抑制过度激活的交感神经活性、抑制心肌收缩力、减慢心率而发挥降压作用的药物。名字中常含有"洛尔"字样。

该类药物在怀孕期间使用的风险在于可能会增加发育迟缓、子宫内死亡、流产和早产可能,并可导致新生儿出现心动过缓和低血糖等不良反应。因此,使用时应仔细选择具体品种和剂量。

该类药物中的拉贝洛尔同时具有 α、β 受体拮抗作用,降压作用显著且不良反应较少,是妊娠高血压治疗的一线药物。普萘洛尔和阿替洛尔则因用药风险较高,不推荐怀孕期间选用。

划重点:综合前面的介绍,基于药物对胎儿的影响角度考虑,在现在常用的5类降压药中,推荐备孕期间选用拉贝洛尔,避免使用血管紧张素转化酶抑制剂、血管紧张素受体拮抗剂,在充分权衡利弊和仔细考虑药品品种情况下,可酌情使用钙通道阻滞剂、利尿剂和拉贝洛尔以外的β受体拮抗剂。

此外,备孕期间还可选用甲基多巴,该药也是妊娠高血压治疗的首选药物,降压效果比较温和,但我国使用较少。

 药师有话说

总体而言,血压管理是备孕期高血压女性患者需重点关注的内容,务必将血压控制平稳,并经专科医师评估后再考虑怀孕。

对于备孕期具体药物的选择和使用,应与专科医师及时进行沟通,综合评估高血压病情、合并症、药物安全性和治疗效果等多方面因素确定,切勿因为考虑怀孕需求而耽误疾病的治疗,或一味地选择所谓"最安全"的药物。

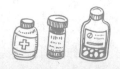

42 都说"一孕傻三年"，
罪魁祸首原来是它！

首都医科大学附属北京妇产医院　赵雯

 情景再现

　　"蘑菇妈妈"自从怀孕以来一直吃得好、睡得香，可是最近却发现每天睡也睡不醒，总觉得特别累，明明穿得挺多了还是感觉冷。最让她苦恼的是，最近记性越来越差，给生活带来了很多小麻烦。总听别人说"一孕傻三年"，"蘑菇妈妈"不禁担心，难道自己也开始"傻"了吗？

　　细心的"蘑菇妈妈"去医院做了个检查，结果显示她并不是"傻"了，而是得了甲状腺功能减退症！

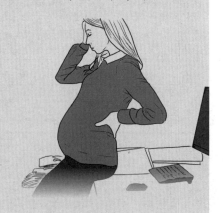

甲状腺功能减退症,简称甲减,是由多种病因引起的甲状腺激素合成及分泌减少或组织利用不足,继而发生全身代谢降低的疾病。

那么孕期得了该甲减怎么办? 本身有甲状腺功能减退的情况能不能怀孕呢? 生了娃还用继续吃药吗?

就让我们和"蘑菇妈妈"一起,了解一下让你"一孕傻三年"的"甲减"吧!

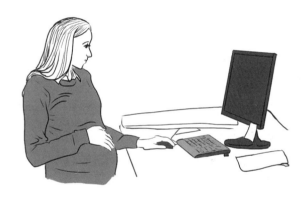

1. 妊娠期甲状腺功能有什么特点?

正常情况下,孕妈妈的促甲状腺激素(TSH)释放会减少。因此,妊娠期测定的 TSH 值要比非妊娠期数值更低,这时候就要用针对孕妈们特异性的检验值范围去尽早发现是否存在甲减现象了。

我国妊娠期甲减的患病率约为 1.0%。有研究表明,妊娠甲减发生流产的风险增加 60%,发生妊娠高血压风险增加 22%,

且未经治疗的临床甲减孕妇的胎儿出现循环系统畸形和低体重的概率增加。

妊娠期甲减除了会出现篇头"蘑菇妈妈"的疲劳、怕冷等症状之外，还包括皮肤干燥、面部浮肿、便秘及脱发等新陈代谢变慢的表现。

2. 孕期得了甲减怎么办？

胎儿的智力发育需要甲状腺激素，在妊娠早期胎儿自身没有完善的甲状腺系统时，所有的甲状腺激素都来源于母亲，如果母亲甲减，胎儿的智力发育会受到影响。

那么孕期得了甲减应该怎么治疗？

如果是怀孕了才患有甲减，首先需要医生根据检查结果综合诊断是妊娠期临床甲减还是妊娠期亚临床甲减。

诊断为临床甲减的孕妈们要尽快开始服用左甲状腺素钠治疗：

- 孕 1~12 周，应将 TSH 值控制在 0.1~2.5mIU/L。
- 孕 13~27 周，应将 TSH 值控制在 0.2~3.0mIU/L。
- 孕 28~40 周，应将 TSH 值控制在 0.3~3.0mIU/L。

或者整个孕期综合控制在 2.5mIU/L 以下。

左甲状腺素钠起始服用剂量为每天 50~100μg，需在医师和药师的指导下用药。

诊断为亚临床甲减且甲状腺过氧化物酶抗体（TPOAb）阳性的孕妈也要尽快开始服用左甲状腺素钠治疗，在医师和药师指导下,左甲状腺素钠起始服用剂量为每天 25~50μg,TSH 控制目标与甲减相同。

3. 使用左甲状腺素钠要注意些什么?

左甲状腺素钠是妊娠甲减首选用药,应于早餐前半小时,空腹将一日剂量一次性用适当液体(例如半杯水)送服。除此之外,服用此药需要注意以下两点。

(1) 铁剂(如琥珀酸亚铁)、钙剂(如碳酸钙)及铝剂(如铝碳酸镁)等会影响左甲状腺素钠的吸收,需要间隔 2 小时以上时间服用。

(2) 含大豆的食物会降低左甲状腺素钠的吸收,因此应避免在早餐食用豆制品。

4. 孕前就是甲减能不能怀孕?

临床甲减的备孕妈妈们需要将促甲状腺激素(TSH)控制在 0.1~2.5mIU/L 之间后怀孕,且在怀孕后需要增加左甲状腺素钠的总用量 20%~30%,大约是将一周增加了 2 日的服药量再分配到每天。

请在医师和药师指导下进行用药调整,调整期间建议每 4 周测定 1 次促甲状腺激素(TSH)、游离甲状腺素(FT$_4$)。

5. 生了娃还用继续吃药吗?

孕妈妈们产后服用左甲状腺素钠可以继续母乳喂养,临床甲减的孕妈妈们在产后需将左甲状腺素钠服用剂量降低至孕前水平，并在产后 6 周复查甲状腺功能，考虑用药方案调整。

 药师有话说

　　我们建议孕妈妈们在怀孕初期进行一次甲状腺功能检查，如确定得了临床甲减，需要在孕 1~20 周每 4 周检查一次，孕 26~32 周至少检查一次。但不要自行过度摄入含碘的营养品等，因为碘的过度摄入会增加新生儿发生甲减的风险。

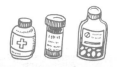

43 哺乳期用药早知道。

首都医科大学附属北京妇产医院　封学伟

随着科学育儿知识的不断普及,很多新晋宝妈都知道母乳喂养有诸多好处,同时也了解到哺乳时要是自己服用药物可能会对宝宝产生不利影响,所以都奉行"哺乳不吃药、吃药不哺乳"的原则。但有时确实因为身体原因必须用药,那是不是一旦用药就要停止哺乳呢? 下面药师就为您梳理一下哺乳期用药的那些"门道"。

1. 为什么哺乳期妈妈吃药会对孩子有影响?

某些药物可以通过母乳进入新生儿体内,主要与两方面因素有关:一是药物是否可分泌至乳汁中,目前发现能够进入血液循环中的药物,几乎都能进入到母乳中;二是新生儿从母乳

189

中摄入药物的情况,这由新生儿胃肠道吸收药物数量的多少来决定。

由于新生儿的肝肾功能尚未发育完全,吸收的药物排出缓慢。吸收得多了而排得又慢,就会在体内蓄积,自然就会带来相应的影响。所以妈妈用药对乳儿的影响大不大,就是看药物通过乳汁能被乳儿吸收多少。

2. 哺乳期用药原则——择优选药

哺乳期妈妈选药的标准是尽量避免采用对乳儿有不良影响的药物。以常用的抗感染药物为例,不宜选用氯霉素、链霉素、四环素、庆大霉素、阿米卡星,而应首选青霉素、头孢菌素等。此外,有些症状可采用理疗、热敷、针灸等方法加以解决,不须全身用药。

3. 哺乳期用药原则——择位选药

为使哺乳期妈妈用药不影响乳儿,有些疾病能局部用药者就避免全身用药。如支气管哮喘,应用支气管扩张药物或皮质激素时,能用喷雾吸入就不用口服或注射;轻症的咽炎可用含片;皮肤病尽量用涂剂、搽剂治疗;便秘可选用开塞露等。

4. 哺乳期用药原则——择时选药

利用好用药与哺乳之间的时间差。因为用药后 1~2 小时,血药浓度最高,乳药浓度也较高,此时哺乳不合时宜,最好是用药前 15 分钟内哺乳。例如,一日 3 次的口服药,一般在每次用药前哺乳,此时血药浓度、乳药浓度都很低;哺乳期妈妈进行静脉输液,输液前哺乳一次,若输液中乳儿饿了,可用奶粉替哺一次,输液完毕 4 小时后再哺乳,期间乳儿饿了仍可用奶粉替哺。但哺乳期妈妈在停哺期间,应每隔 3~4 小时吸奶一次,以维持泌乳状态。

 药师有话说

　　总之,哺乳期妈妈用药应遵循以下原则:尽量不用药物治疗,必须用药时,应首选对孩子影响最小、作用时间最短的药物。服药时间应选在哺乳时或哺乳后 15 分钟内,以避免在血(乳)液中药物浓度高峰时哺乳。如果必须应用对乳儿有害的药物,应暂时中断母乳喂养。

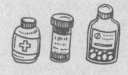

第四章

宝宝用药无小事

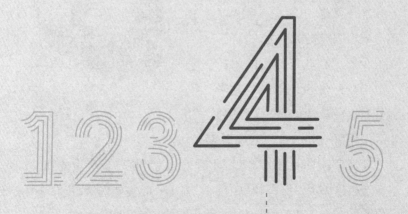

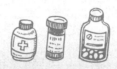

44 儿童肺炎，不"药"误入歧途。

首都医科大学附属北京儿童医院　刘小会

肺炎是全球儿童死亡的重要病因之一，严重危害儿童健康，且消耗巨大的医疗资源。因此，儿童肺炎的安全、有效、合理用药，不仅能使患儿本身获益，也能在一定程度上减轻医疗资源压力。目前，不少家庭在儿童肺炎的用药上仍然存在不少误区，一起来看看这些错误您是不是也常犯？

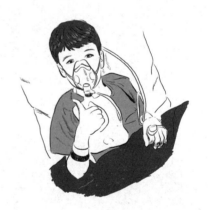

误区一：发生肺炎必须输液

儿童肺炎根据疾病的严重程度分为轻度肺炎和重度肺炎，对于轻度肺炎口服药物也可治愈，并非一定需要输液，我们一直秉承的安全用药原则是"能口服不肌注，能肌注不输液"。

误区二：立即用抗菌药，且倾向"高端药"

儿童发生肺炎因其感染病原的种类不同，治疗药物也不同，主要包括病毒、细菌、真菌、非典型病原体等。如果是病毒感染，不需要应用抗菌药物；如果是细菌感染，具体需要用哪种抗菌药物，也要综合多种因素进行选择。

例如，单纯呼吸道合胞病毒感染，并没有特效治疗的药物，应用抗菌药物并没有效果；再比如肺炎支原体治疗需要选择大环内酯类抗菌药物或者四环素类，如果选择头孢类则不合适；如果孩子年龄小于8周岁，四环素则不合适，只能使用大环内酯类（如阿奇霉素、红霉素），防止引起骨骼和牙齿发育不良。

肺炎的抗感染治疗分为经验性治疗和目标性治疗，要综合病原、患儿的年龄、病情的严重程度、药物的组织分布等多种因素综合考虑来选择合适的药物。合适的才是最好的，不能盲目使用。

误区三：盲目选择退热药物品种

目前公认的安全的儿童退热药品种包括对乙酰氨基酚和布洛芬。3个月以上儿童应用对乙酰氨基酚相对安全，6个月以上儿童服用布洛芬相对安全。

而市场上一些产品如阿司匹林（可能发生瑞氏综合征）、尼美舒利（12岁以下禁用）等都不作为儿童常规退热药物的选择。

误区四：坚决不用激素，不遵医嘱

很多家长对激素一直如谈虎色变，认为激素的使用会严重影响孩子的生长发育。当然，激素的不当使用，确实会引发不良后果。比如长期大剂量全身应用糖皮质激素会出现激素相关的不良反应,如骨质疏松、变胖或者全身毛发增多。

但实际上,任何药物都是一把双刃剑,所以医生在选择药物时肯定会权衡利弊。很多研究证明早期正确应用激素治疗重症肺炎能减少病死率和并发症,所以我们要给激素一个客观的评价,该用时必须用而且要尽早用。

此外,需特别提醒的是:如果连续使用激素超过10天必须逐渐减量停用,不能随意停用,突然停用会出现停药综合征,比如头晕、低热、恶心等。所以,如果您的孩子使用激素类药物,一定要清楚具体的用法,尤其是减量的方案,否则会影响治疗效果并且加重药物的不良反应。

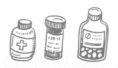

45 给宝宝挑选感冒药的
"七个要知道"！

首都儿科研究所附属儿童医院　张立　刘芳

孩子出现感冒症状时，家长往往都比较紧张，会急着给孩子吃感冒药。目前市面常见的感冒药多是复方药，给孩子吃存在一定风险。建议家长为了宝宝用药安全，最好明确病因后，在医师的指导下使用这类药物。同时，以下使用期间的七项注意一定要知道！

一要知道：应用两种以上的感冒药时，注意药物所含成分不要叠加。

（1）如果宝宝体温较高，正在使用退热药物，选择复方感冒药时就要选没有对乙酰氨基酚这个成分的药，避免过量使用同类退热药物。

（2）复方感冒药中各成分含量差异较大，如果某一方面症状比较严重时，治疗效果可能会不好。比如宝宝有轻微感冒症状，同时过敏症状较明显，此时从感冒症状上应该使用复方氨酚美沙糖浆。但是此药中抗过敏药物的含量很低，不能达到治疗的需要。这时,使用单一成分的抗过敏药再加上没有氯苯那敏成分的复方感冒药进行治疗是比较合理的。

二要知道:要根据症状选择最适合孩子的感冒药(见下页表格)。

比如宝宝只有鼻塞和咳嗽的症状时,就可以选择小儿伪麻美芬滴剂;有鼻塞、咳嗽、痰多的症状时,就可以选择复方福尔可定糖浆,以此类推。

三要知道:这类药物只是对症治疗,病情缓解即可停药,不可以长期使用。感冒具有自限性,患病后若能充分休息,注意保暖、饮食清淡及多饮水,即使不使用药物治疗,通常7日内亦可痊愈,如症状加重或持续更长,就需要到医院就诊了。

四要知道:使用前请详细阅读药品说明书。有些感冒药厂家不同,虽然药物名字相同,但每种成分的含量可能会差很多,要仔细阅读药品说明书后按照说明书的剂量使用;还有些患有慢性病或其他疾病的患儿,正在使用其中一些成分的药物或不适合使用药物中某一成分,要提前了解这些信息,避免给宝宝造成不必要的伤害。

五要知道:不要把成人使用的感冒药给宝宝使用。首先成人感冒药有些成分是不可以用于儿童的;其次剂量不好掌控,容易过量使用药物;成人药物有的是缓释或控释制剂,也是不允许掰开使用的。

六要知道:年幼的宝宝最好慎重使用,或按医嘱使用。

七要知道:就诊时如提前使用了复方感冒药,需要告诉医

常见复方感冒药

成分类型	药理作用	氨咖黄敏口服溶液	复方氨酚美沙糖浆	氨酚麻美干混悬剂	小儿伪麻美芬滴剂	复方福尔可定糖浆	酚麻美敏混悬液	愈酚伪麻口服液	愈酚甲麻那敏糖浆	复方氨酚甲麻口服液
解热镇痛药	缓解低热、肌肉酸痛等症状（含量低，高热不适合）	对乙酰氨基酚 25mg/ml	对乙酰氨基酚 15mg/ml	对乙酰氨基酚 80mg/包			对乙酰氨基酚 32mg/ml			对乙酰氨基酚 11.25mg/ml
缓解鼻塞充血药	缓解鼻塞、流涕等鼻部症状		盐酸甲基麻黄碱 0.45mg/ml	盐酸伪麻黄碱 7.5mg/包	伪麻黄碱 9.375mg/ml	伪麻黄碱 3mg/ml	伪麻黄碱 3mg/ml	伪麻黄碱 3mg/ml	盐酸甲麻黄碱 1mg/ml	盐酸甲麻黄碱 0.937 5mg/ml
抗组胺药	抗过敏，缓解打喷嚏、流涕等过敏症状	马来酸氯苯那敏 0.3mg/ml	马来酸氯苯那敏 0.12mg/ml			曲普利啶 0.12mg/ml	马来酸氯苯那敏 0.2mg/ml		马来酸氯苯那敏 0.1mg/ml	马来酸氯苯那敏 0.093 75mg/ml
镇咳药（中枢性镇咳药）	止咳		氢溴酸右美沙芬 0.75mg/ml	无水氢溴酸右美沙芬 2.5mg/包	氢溴酸右美沙芬 3.125mg/ml	福尔可定 1mg/ml	氢溴酸右美沙芬 1mg/ml			氢溴酸右美沙芬 0.6mg/ml
祛痰药	祛痰		愈创甘油醚 4mg/ml			愈创甘油醚 10mg/ml		愈创甘油醚 20mg/ml	愈创甘油醚 5mg/ml	愈创木酚磺酸钾 2.5mg/ml
中枢兴奋药	缓解头痛，减轻使用过敏药物的嗜睡作用	咖啡因 1.5mg/ml								无水咖啡因 1mg/ml

生,药物可能掩盖某些症状,干扰医生的诊断和治疗。

以下是对常见 9 种复方感冒药的成分和药物浓度进行分类总结,以供医学专业人员在临床工作中参考,并给家长们自行购药时提供帮助。

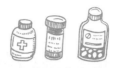

46 两种方法帮你尽早发现孩子的呼吸系统疾病。

首都儿科研究所附属儿童医院　尚蓓蓓　李瑞雪

咳嗽是一种极为常见的症状,感冒、过敏、气管发炎,都有可能引发咳嗽。如果久咳不愈,实在是令人烦心。

而对于孩子来说,往往会更容易出现咳嗽的情况,孩子一旦咳嗽几声,父母的心就立马跟着提起来,拍后背、喂热水、找止咳药……恨不得把能想到的方法都用一遍,也怕耽误了孩子治疗。

咳嗽真的有那么可怕? 家长们该如何正确地处理孩子咳嗽呢?

1. 咳嗽是孩子的正常生理防御反射

首先,咳嗽是人体的一种保护性呼吸反射动作,是孩子的正常生理防御反射。而咳嗽的产生,是因异物、刺激性气体、呼吸道分泌物等刺激呼吸道,而引起的呼吸道症状。咳嗽作为机体重要的防御机制之一,可以防止异物、细菌等进入下呼吸道,清除已进入下呼吸道的异物,咳嗽还可以清除气道过多的分泌物。

因此,面对孩子的咳嗽,父母们不要慌张,也不能过分止咳。当然,不能过分止咳并不是说所有的咳嗽都不用止咳,其实,过剧烈、过频繁的咳嗽都是对机体有害的。

2. 剧烈咳嗽危害大,该用药时别小视

当孩子出现剧烈的咳嗽时,特别是频繁甚至持续地发生时,千万要重视,因为这是有可能造成极大危害的。

(1)剧烈的咳嗽,会使胸腔内压升至40~75mmHg,造成静脉回心血量骤减,体循环静脉压骤增。

(2)可能会造成心律失常、暂时性大脑缺血,甚至产生咳嗽晕厥。

(3)可能会引起面颈部静脉出血、头痛。

(4)更有甚者,可能会引起气胸、腹直肌破裂、肋骨骨折、疝气等情况出现。

这时候,父母就该及时带孩子就医,采取祛痰、止咳等方法来进行治疗。

另外,在给孩子进行止咳的时候,父母一定要明白,造成儿童与成人咳嗽的病因并不是完全一样的,所以千万不要认为与平时自己治疗咳嗽的方式相同。

3. 儿童与成人咳嗽病因大不同

虽然在儿童疾病的诊治过程中，我们总是会借鉴成人疾病的治疗理论和经验，但两者之间存在的差异还是相当大的，也就是说，儿童并不是简单的成人缩小版。

以慢性咳嗽为例：

从病因来看，成人慢性咳嗽最常见的病因是慢性支气管炎和慢阻肺，但是这两种疾病在儿科却是极为少见的。

而在成人发病比较少见的无察觉气管异物，却常常是诱发学龄前儿童慢性咳嗽的常见病因。这主要是因为，儿童的气道发育情况以及对咳嗽的敏感性都不如成人。

不仅如此，由于儿童的气道在不断发育的过程中，不同生长阶段的儿童，引起慢性咳嗽的病因也就不尽相同。也就是说，各个年龄段的孩子之间，造成咳嗽的原因是存在差异的。

婴幼儿期及学龄前期

这两个时期的孩子，造成咳嗽比较常见的病因有：呼吸道感染和感染后咳嗽、咳嗽变异性哮喘、上呼吸道咳嗽综合征、迁延性细菌性支气管炎、胃食管反流等。

学龄期至青春期

这两个时期的孩子则以咳嗽变异性哮喘、上呼吸道咳嗽综合征、心因性咳嗽等病因最为常见。

所以，这也就是为什么在慢性咳嗽的定义中，儿童与成人存在差异了。

4. 儿童慢性咳嗽早发现

儿童慢性咳嗽的病程定义是大于 4 周,而成人病程则需要大于 8 周。

另外,呼吸是否顺畅是呼吸道疾病的重要指征。掌握孩子呼吸的特点,家长可以通过观察孩子的呼吸情况,尽早发现呼吸加快、喘憋等严重情况。

这里,药师给大家推荐两种方法帮您尽早发现孩子呼吸问题。

方法一:看频率

儿童呼吸频率的特点是比成人稍快,并且年龄越小,频率越快。

正常情况下,儿童呼吸频率为:

年龄	呼吸频率 /(次 /min)
新生儿	40~44
1 月龄 ~1 岁	30
1~3 岁	24
4~7 岁	22
8~14 岁	20

对于儿童,尤其是 5 岁以下的儿童来说,呼吸频率增快一定要引起家长的注意。

呼吸增快的判定标准为（平静时观察 1 分钟）：

年龄	呼吸频率 /(次 /min)
<2 月龄	≥60
2 月龄~1 岁	≥50
1~5 岁	≥40
>5 岁	≥30

有很多家长反应，自己家的宝宝有时会出现呼吸节律不整，即呼吸时有深有浅、快慢不一的现象，并且在入睡后更加明显。

其实，这是由于新生儿的呼吸中枢发育还未完全成熟所导致的，通常属于正常现象，所以，各位家长可以放心。

方法二：看动作

正常呼吸时，新生儿的嘴唇是并拢的，如果出现张口呼吸、鼻翼扇动等情况，就是提示有呼吸加快的情况出现。

新生儿的呼吸主要是腹式呼吸，如果孩子的胸部也同时大起大伏，或者胸部和腹部在呼吸时此起彼伏，都属于不正常的现象。

而当宝宝吸气时，在胸骨上窝、锁骨上窝、肋间隙都出现明显的凹陷，就是在提示宝宝存在呼吸困难的情况，家长就要引起重视了。

另外，宝宝在呼吸时有奇怪的声音，比如吸气时喘鸣、呼气时呻吟等也都不是正常的表现。

当出现这些情况时，父母一定要及时送宝宝到医院就诊。

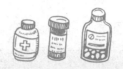

47 宝宝拉肚子？
常见问题你问我答。

首都医科大学附属北京儿童医院　成晓玲

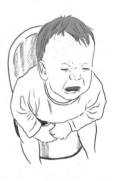

孩子一生病，家长就焦虑：怎么用药？怎么护理？恨不得逮着医生使劲儿问。别急！我们贴心的药师早已备上关于宝宝腹泻时宝妈们最关心的几个问题供大家了解。家长多学习，宝宝少受罪！

问题一：宝宝腹泻了，马上用抗生素对吗？

药师答：许多宝妈认为宝宝拉肚子是肠道里有细菌了，马上使用抗生素"杀一杀"，药师告诉你，这种做法是错误的。如果是病毒引起的腹泻，比如轮状病毒引起的秋季腹泻，抗生素对它是没有任何治疗效果的，反倒会杀死肠道内的正常菌群，无疑是雪上加霜。所以，抗生素的使用必须由医生为您开具处方，不要把家里的备用抗生素随便给宝宝吃。

问题二:宝宝腹泻,医生开了头孢类抗菌药物、蒙脱石散和益生菌制剂,该先用哪个、后用哪个呢?

药师答:益生菌往往是"活菌",与抗菌药物同时服用时会"杀死"这些活菌。因此两种药物应间隔两小时。蒙脱石散为胃肠黏膜保护剂/吸附剂,可将胃肠道内的细菌吸附掉,因此益生菌与胃肠黏膜保护剂合用至少间隔1小时。三种药物同时服用时首先服用抗菌药物,以杀灭病原菌,1小时后服用蒙脱石散等吸附性药物,来吸附和清除病原菌,再过1小时服用益生菌调节和恢复肠道菌群,发挥各自的最大疗效。

问题三:腹泻的宝宝需要补锌吗?

药师答:对于长时间腹泻的孩子,可能会产生乳糖不耐受的情况,建议患儿以流食、半流食为主,奶粉喂养的孩子应选择免乳糖的奶粉;长时间腹泻有可能会导致患儿缺锌,因此,建议患儿在腹泻期间适当补充锌剂。

问题四:乳糖不耐受的宝宝可以服用哪些益生菌呢?

药师答:可以服用酪酸梭菌二联活菌散(常乐康)、双歧杆菌三联活菌散(培菲康)和复方嗜酸乳杆菌片(益君康),而对于含乳糖或牛乳的益生菌,这些是禁止宝宝使用的,例如:枯草杆菌二联活菌颗粒(妈咪爱)、酪酸梭菌肠球菌三联活菌片(适怡)、口服乳杆菌LB散(乐托尔)和布拉氏酵母菌散(亿活)。

问题五:腹泻常用药物的药物有哪些? 注意事项是什么?

药师答:下面从预防和治疗脱水与药物的合理使用两方面为家长讲一讲。

（1）预防和治疗脱水

预防脱水：建议每次稀便后补充一定量的液体（<6 月龄，50ml；6 月龄~2 岁：100ml；2~10 岁：150ml；>10 岁：能喝多少喝多少），直至腹泻停止。

轻、中度脱水：口服补液盐及时纠正，推荐服用口服补液盐Ⅲ，按说明一袋溶于 250ml 温水，分次服用。

重度脱水：及时到医院进行静脉补液。

（2）药物的合理使用

抗生素：怀疑是细菌感染导致的腹泻，应在医生的指导下正确选用抗菌药物治疗。

胃肠黏膜保护剂：胃肠黏膜保护剂对消化道内的病毒、病菌及其产生的毒素、气体等有极强的固定、抑制作用，使其失去致病作用。此外，对消化道黏膜还具有很强的覆盖保护能力，修复、提高黏膜屏障的防御功能，具有平衡正常菌群和局部止痛作用。

蒙脱石散是最常用的胃肠黏膜保护剂，不同年龄的儿童可依药品说明书的剂量使用，治疗急性腹泻时首次剂量应加倍。需注意的是：1 袋溶于至少 50ml 温水中，以防水量过少引起孩子便秘。适宜与饭间隔 2~3 小时，否则不能均匀地覆盖在黏膜表面。并且需间隔一段时间再服用其他药物，避免吸附。

微生态制剂：微生态制剂是调整胃肠道微生态失调、提高宿主健康水平或增进健康状态的益生菌及其代谢产物和生长促进物质的制品。活菌制剂应用 40℃水或奶送服。避免与抗菌药物或胃肠黏膜保护剂同时服用。

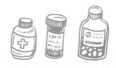

48 用对这些药，让宝宝不再"有疹难眠"。

首都医科大学附属北京儿童医院　宋子扬

特应性皮炎（AD）是一种慢性反复发作的炎症性皮肤病，以剧烈瘙痒和湿疹样损害为主要特征，好发于儿童，大多数在婴儿期发病。小朋友患了皮炎，因为剧烈的瘙痒哭闹不已，又总是不由自主去挠皮损部位，不适感就越来越明显，家长看着别提有多心疼了。由于该类病情反反复复，治疗起来也是一场持久的拉锯战，宝爸宝妈们真是操碎了心。

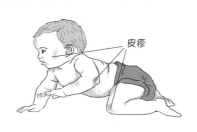

皮疹

治疗过程中，作为一线用药的激素到底要不要给宝宝用，家长们常常举棋不定，而皮炎好转后，是否就能高枕无忧呢？下面来听听药师怎么说吧！

外用糖皮质激素（TCS）是目前 AD 治疗的一线药物，家长要正视它在治疗过程中必不可少的作用，切不可以偏概全、顾此失彼而延误治疗。

1. 选对药，不可因噎废食

临床中根据激素的作用强度，分为超强效、强效、中效和弱效 4 类。

（1）超强效激素和强效激素：如 0.05% 丙酸氯倍他索、0.05% 卤米松乳膏、0.1% 糠酸莫米松软膏等，适用于重度、肥厚性皮损，尽量不用于低于 12 岁的儿童；不应大面积长期使用；除非特别需要，一般不应在面部、乳房、阴部及皱褶部位使用。

（2）中效激素：如 0.1% 糠酸莫米松乳膏和洗剂、0.1% 丁酸氢化可的松软膏、乳膏及洗剂等，适合轻度、中度皮损，<12 岁儿童连续使用尽量不超过 2 周；不应大面积长期使用。

（3）弱效激素：如 0.01% 氟轻松乳膏、0.025% 曲安奈德乳膏及水剂等，适用于轻度及中度皮损（包括儿童皮肤病、面部和皮肤柔嫩部位），可以短时较大面积使用，必要时可以长期使用。

除 TCS 外，外用钙调神经磷酸酶抑制剂、抗组胺 / 抗炎症介质药物、抗微生物、糖皮质激素 / 免疫抑制剂等药物，以及光疗、变应原特异性免疫治疗也是 AD 的治疗方法，医生会根据患儿的临床特点进行选择。

2. 用好药，这些注意要知道

在使用时需根据年龄、病情严重程度、部位和皮损类型选择不同强度和剂型的药物，使用时要注意以下几点。

（1）首先选择足够强度激素中的最小强度的激素，对于儿童尽可能选择中效、弱效 TCS,尤其是薄嫩部位应避免使用强效 TCS。

(2) 面颈部易吸收 TCS,故应短期使用,并逐步减量或与外用钙调神经磷酸酶抑制剂交替使用。

(3) 皮损控制后,可采用"主动维持疗法",具体是指在以前的皮损部位和新发皮疹部位每周使用 2 次 TCS,这样可推迟 AD 的复发时间,减少复发次数,并减少 TCS 的用量。

 知识加油站

用药剂量记住"指尖单位",就是如果您从一个内径 5mm 的药膏管中挤出一段软膏,药膏长度就是您第一节食指的长度,这个剂量约为 0.5g,可以供双侧手掌均匀涂抹一遍,您可以据此推算相应皮损的用药量,避免用量过多或不足。

3. 重防护,为 AD 防护战打好基础

AD 很顽固,总是反反复复。为了尽可能避免 AD "死灰复燃",减少复发,在日常生活中也要加强防范,不可以懈怠,记住以下几点,为 AD "防护战"打好基础。

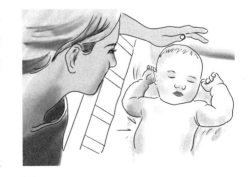

（1）保湿清洁是基础：首要防护基础就是采用儿童专用润肤乳保湿，需要长期坚持，这也是最为基础的治疗方法，要做到足量多次，每天至少两次；其次为洗澡，盆浴更佳，水温 32~37℃，时间 5 分钟，之后可用润肤油。

（2）避免诱因很重要：如环境因素、温度、湿度的剧烈改变，粗糙的衣服材质，使用有刺激性的沐浴露等都可能是 AD 暴发的帮凶，找到病因或诱发因素可以更有针对性地避免 AD。

（3）理性看待过敏原：对过敏原检测结果有正确的解读，避免过度饮食回避；已经明确存在食物过敏的婴幼儿患者应该回避过敏食物，必要时可咨询营养师进行饮食指导。

（4）正视激素不偏见：不能滥用或过分恐惧糖皮质激素，形象地说，它就像是一把匕首，我们握着手柄使用就不会划伤自己的手，它会成为一把直击 AD 的利刃，但乱用滥用它可能就会敌我不分了。

（5）不抓不挠好情绪：避免搔抓，打断"瘙痒 - 搔抓 - 瘙痒加重"的恶性循环，尤其是婴幼儿，由于不能自主控制搔抓皮炎部位，这一点尤为重要。情绪也是 AD 的诱因，注意缓解压力、紧张等不良情绪。

 药师有话说

划重点：不要"妖魔化"外用糖皮质激素，正确使用最重要；不要全依赖药物治疗 AD，保湿清洁是基础；不要懈怠不警惕，日常管理很重要。

希望您不再辗转反侧，宝宝不再"有疹难眠"，开心长大！

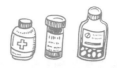

49 应对儿童过敏性鼻炎，药师给你支招。

首都医科大学附属北京儿童医院　胡利华

 情景再现

　　每逢春风送暖，到处花香阵阵之时，越来越多的家庭会选择到公园、郊外，开开心心来一场赏花之旅。然而有些家庭的宝宝离花儿还远，便开始打起了喷嚏，"阿嚏、阿嚏……"一连十多个喷嚏不断，紧接着就是鼻涕一把、泪一把。小脏手还忍不住去揉眼睛，着急的父母急忙制止宝宝的行为，带着孩子去了医院。

　　经过检查，原来宝宝是个过敏性鼻炎患者，看着这两三岁的"小豆丁"从此也是鼻炎大军的一员了，家长们真是欲哭无泪。

　　家有过敏性鼻炎患儿，怎么才能缓解宝宝的痛苦，让孩子舒舒服服地迎来花儿处处盛开的春季呢？药师马上为您支招。

1. 宝宝究竟是感冒还是鼻炎?

普通感冒和过敏性鼻炎有相似的鼻部症状,如流涕、鼻塞及喷嚏等,因此,过敏性鼻炎很容易被爸爸妈妈们误认为是感冒了。

药师提醒您,如果孩子的症状符合以下几点,请注意孩子可能是得了过敏性鼻炎了。

(1) 清水样鼻涕多,(连续)喷嚏多个,鼻痒,不伴发热。

(2) 喷嚏、流涕超过 2 周,经感冒对症治疗后,鼻部症状仍无好转、甚至加重或反复发作。

(3) 伴有眼睛痒、眼睛红等眼部症状。

(4) 某些患儿还可出现一些特殊表现:

"变应性敬礼"——孩子为缓解鼻痒和使鼻腔通畅而用手掌或手指向上揉鼻的动作。

"变应性暗影"——孩子下眼睑肿胀导致静脉回流障碍而出现的下眼睑暗影。

"变应性皱褶"——孩子经常向上揉搓鼻尖而在外鼻皮肤表面出现的横行皱纹。

2. 宝宝鼻炎,别怕用药

药物治疗是过敏性鼻炎的主要治疗方法之一,也是最常用的治疗方法。

绝大多数的过敏性鼻炎患儿通过规范化的综合防治,都可

以很好地控制症状,显著减少孩子的不适。常使用的药物包括以下几大类:

(1) **鼻用糖皮质激素**:这里重点强调是鼻用,不是口服糖皮质激素。

鼻用糖皮质激素是过敏性鼻炎的一线治疗药物,包括糠酸莫米松、丙酸氟替卡松、布地奈德鼻喷剂。这类药物对所有鼻部症状包括喷嚏、流涕、鼻痒和鼻塞均有显著改善作用。

通常疗程至少4周。持续用药的治疗效果优于间断用药。

这类药物的安全性良好,其局部不良反应主要有鼻腔干燥、刺激感、鼻出血、咽炎和咳嗽等,症状多较轻。鼻用糖皮质激素的全身不良反应较少见,有临床观察表明,该类药物使用1年对儿童的生长发育总体上无显著影响。

(2) **口服或者鼻用的抗过敏药**:比如口服的西替利嗪、氯雷他定,儿童可以选用更方便服用的颗粒剂、溶液剂、糖浆等;鼻用的有氮䓬斯汀、左卡巴斯汀等;

以上均为过敏性鼻炎的一线用药,疗程一般不少于2周。

两种用药方式的差别在于口服用药对合并眼部症状也有效,但对改善鼻塞的效果有限;鼻用抗过敏药比口服抗过敏药起效更快,通常用药后15~30分钟即起效,对鼻塞症状的缓解要优于口服。

鼻用抗过敏药安全性好,苦味是其主要不良反应,其他不良反应如鼻腔烧灼感、鼻出血、头痛等少见;口服抗过敏药要注意可能的心脏毒性作用,尽管这很罕见。

（3）**白三烯受体拮抗剂**：孟鲁司特钠，适用于伴有气道高反应性、支气管哮喘等下呼吸道疾病的患儿使用。

应注意不同年龄段孩子用量不同：1~5 岁用 4mg（颗粒剂或咀嚼片）、6~14 岁用 5mg（咀嚼片）、15 岁及以上用 10mg。

另外，还需注意：颗粒剂不要用水冲服，可加入牛奶中或与果酱混合后服用（15 分钟内服完）；咀嚼片需嚼后吞下。

（4）**鼻用减充血剂**：如羟甲唑啉等。

此类药物不是过敏性鼻炎的常规用药，建议在医生指导下使用。该类药物可快速缓解鼻塞，但对其他鼻部症状无效；且需注意连续用药不能超过 7 天，长期使用容易产生反弹性鼻塞。

3. 鼻喷剂不可随意用

鼻腔喷药可能引起鼻出血，掌握正确的用药方法可以减少鼻出血的发生。

首先，用药时要避免朝向鼻中隔喷药。其次，多种鼻喷剂一起使用时，其先后顺序也是有讲究的：一般是先用洗鼻剂（如生理性海盐水等），然后用药物性鼻喷剂，最后是阻隔性鼻喷剂；每种鼻喷剂之间间隔 5~10 分钟。

药师建议您，在第一次使用鼻喷药时找专业的药师指导用药方法。

4. 不仅要"治"，更得"防"

家长们要注意，对待过敏性鼻炎，防与治同样重要。避免接触变应原也是过敏性鼻炎防治策略中的一个重要组成部分。

（1）阻隔过敏原：在花粉汹涌的时节，或雾霾、空气严重污染时尽量减少孩子外出活动。在日常接触过敏原时，可使用特制的口罩、眼镜、鼻腔过滤器、花粉阻隔剂及惰性纤维素粉等可减少过敏原与鼻腔黏膜接触。

（2）室内注意避免二手烟。

（3）家中注意清洁、干燥，对于孩子的衣物、毛绒玩具等要常清洗、暴晒。

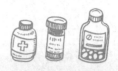

50 从五联疫苗说起，
宝宝疫苗接种全攻略。

首都医科大学附属北京友谊医院　罗晓

　　小宝宝呱呱坠地，看着宝宝们可爱的模样，宝爸宝妈们简直被甜到了心头，为了让宝宝们能健康地走上人生战场，宝宝从两个月开始，就被带去接种各类疫苗。

 你知道吗?

　　宝宝 2 岁前要完成约 20 剂次的国家免疫规划疫苗，如果算上自费疫苗，将达到 30 剂次左右。6 个月以前，平均每 2 周，家长就要带宝宝去接种一次疫苗。

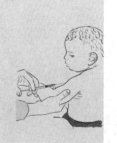

　　如此频繁地接种疫苗势必给家长带来不小的麻烦，初为父母的他们，常常被弄得手忙脚乱、焦头烂额。听说五联疫苗上市了，可以一次性完成好几项免疫，宝宝可以少挨几针，家长也可以稍微轻松一些，但是很多家长对于疫苗还是不太了解，也不敢

贸然带宝宝去接种。

是不是所有的疫苗都要打？能不能少挨几针？自费疫苗有没有必要打？五联疫苗安全吗？接种需要注意些什么？这些问题，药师就来给您一一解答。

1. 所有的疫苗都要打吗？

目前我国将疫苗分为一类疫苗和二类疫苗。一类疫苗由国家免费提供，是强制接种的疫苗，比如乙肝疫苗、脊髓灰质炎减毒活疫苗、百白破联合疫苗等 10 种。二类疫苗是家长可选择自费接种的，如流感疫苗、五联疫苗等。

有些家长觉得，不是国家规定的疫苗，就可以不打。这种想法是不对的。一类疫苗和二类疫苗都非常重要，不是以接种效果和安全性区分的。

从预防疾病的角度来说，一类和二类没有差别，两者都能预防疾病，因此，多接种一种疫苗，宝宝就多一份保护。

再者，二类疫苗的覆盖率虽然没有一类疫苗高，但针对的疾病发病率相对高，危害相对大，对于宝宝来说还是很有必要的。13 价肺炎球菌多糖结合疫苗、流感嗜血杆菌疫苗就是世界卫生组织（WHO）推荐接种的两种疫苗。

当然，也有一些家长觉得二类疫苗不是国家免费提供，可能不安全。其实无论免费的一类疫苗还是自费的二类疫苗，都是经国家药品监督管理部门批准才能上市的，而且在每年疫苗上市期都会对相应批次进行抽检，我们不用过多担心二类疫苗的安全性。

综合考虑，如果经济状况允许，还是建议接种二类疫苗。

2. 如何才能让宝宝少挨几针？

为了减少宝宝打针的痛苦，多合一疫苗应运而生。少挨针及减少不适反应，让宝宝一次获取多种抗体，是多合一疫苗的明显优势。目前我国联合最多的是儿童五联疫苗，能够预防白喉、破伤风、百日咳、脊髓灰质炎和 b 型流感嗜血杆菌感染 5 种疾病。

以前想要预防这五种疾病，要分别注射单个疫苗，总共需11 剂。而使用五联疫苗，只需要接种 4 剂。宝宝少受罪，还大大节省了家长的时间。

3. 五联疫苗安全性有保障吗？

五联疫苗并非近些年的新产品，早在 1997 年，欧美地区就开始广泛使用五联疫苗。我国五联疫苗于 2011 年正式上市。

同时，五联疫苗也更加安全，其中含灭活脊髓灰质炎疫苗（IPV）组分，不会出现减毒的脊髓灰质炎口服疫苗（OPV）的罕见风险，宝宝接种时不用担心患上小儿麻痹症，而且能获得免疫力。

另外，五联疫苗不含硫柳汞。硫柳汞是广泛用于疫苗的一种防腐剂，虽然对于硫柳汞是否会增加一些疫苗的过敏反应仍存在争议，但不含硫柳汞的疫苗更能消除担心。由于其效力、效果和安全性得到了长期的验证，目前 WHO、美国、欧盟已将该疫苗列入了常规免疫计划。

4. 疫苗接种常见问题

下面就是药师的答疑时间了！

问题一：五种疫苗合在一起打，宝宝受得了吗？

药师答：虽然是五种疫苗一起打，但一次只打一针，总量也只有 0.5ml，孩子受得了，不会增加局部不良反应。其次，五种疫苗同时接种，并不会"互相打架"，不会增加不良反应。

问题二：哪些孩子可以接种五联疫苗？

药师答：所有健康、无禁忌证的，大于两个月小于 4 岁的孩子，均推荐接种。

问题三：五联疫苗应该什么时候打？

药师答：五联疫苗前三针推荐分别在宝宝满 2、3、4 个月大时接种，18 个月大时加打一针加强针。

问题四：什么情况下不适宜接种？

药师答：宝宝出现急性感染、过敏时不能接种。宝宝长时间服用激素等药物时不能接种。早产儿，如果状态不稳定，不能接种。

问题五：早产的孩子应该怎么办？

药师答：美国儿科协会推荐，如果早产儿的状态是稳定的，其疫苗接种和足月儿一样，年龄按照实际年龄算，不按矫正年龄算。

问题六：接种疫苗后需要注意什么？

药师答：带宝宝接种疫苗时，以下事项要知道。

（1）接种后在医院监测至少 30 分钟，没有明显不良反应再回家。

（2）常见的不适症状如发热、接种部位发红、起皮疹等，一般在家观察即可，体温超过 39℃可以用退热药。如果症状严重，或者出现呼吸困难、精神疲软等情况，需及时就诊。

（3）保持接种部位的清洁，一般当天不建议洗澡。

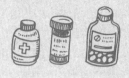

第五章

闲话中药二三事

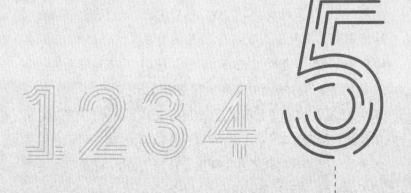

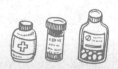

51 关于六味地黄丸，你可能不知道的 10 件事。

首都医科大学附属北京世纪坛医院　金锐

六味地黄丸作为滋阴补肾的代表中成药，一直以来都被广为使用，不少人还会把它当作滋补药，自行购买服用。下面就请药师给大家讲一讲那些关于六味地黄丸你可能并不知道的事，让大家更透彻地了解一下这个"明星"药物。好药也要用得对、用得好！

（1）六味地黄丸最初是用于治疗儿童肾虚病证的方药，原名为"地黄圆"，首载于宋代钱乙的《小儿药证直诀》。但是，六味地黄丸并不是钱乙首创的，他应该是在汉代张仲景《金匮要略》中的肾气丸基础上加减而成的。所以，六味地黄丸是一个儿童专用方药，并非为中老年人保健所设。

（2）从某种意义上来看，六味地黄丸其实是个"残方"，它是在张仲景的肾气丸（共 8 味药）之组方基础上，减去附子和桂枝而来的。张仲景的肾气丸主要用于补肾气，而六味地黄丸主要用于滋肾阴。所以，肾阳虚患者不宜服用。

（3）在六味地黄丸的本源方肾气丸中，为了增强补益肝肾的作用，使用的不是熟地黄而是干地黄（生地黄的干燥品），宋代钱乙将干地黄换成熟地黄后，后世医家均本于此而形成诸多衍生方。使用熟地黄的六味地黄丸，滋补之性更强。

（4）六味地黄丸是迄今为止衍生方最多的中药复方，包括桂附地黄丸、金匮肾气丸、济生肾气丸、杞菊地黄丸、知柏地黄丸、麦味地黄丸、明目地黄丸、归芍地黄丸等。但这些衍生方的性效特征各不相同。其中，前三个以补肾阳为主，后五个以补肾阴为主。

（5）在国产药品中，六味地黄丸可谓"阵容强大"。仅"六味地黄丸"的国药准字记录就有 647 条，如果算上片剂、口服液、胶囊剂、膏剂等其他剂型，六味地黄口服制剂的国药准字记录有 813 条。医生和患者可以选择最适合的剂型服用。

（6）从临床文献来看，六味地黄丸单独或联合其他药物后能够治疗的疾病类型非常多，除了腰膝酸软之外，还包括上呼吸道感染、失眠、痤疮、哮喘、咳嗽、便秘、糖尿病、高血压、再生障碍性贫血、牙周炎、月经不调、股骨头坏死等。但需确定符合中医肾阴虚证的表现后使用。

（7）不少人自行服用六味地黄丸之后反而会出现腹痛、腰酸的症状，这一般是未辨证论治的原因，肾阳虚患者、脾胃功能虚弱的患者不宜长期服用六味地黄丸。

（8）有效性方面，六味地黄丸治疗肾阴虚证的单个疗程一般为 1 个月；安全性方面，超长疗程连续使用（大于 6 个月）六味地黄丸可能会带来潜在的副作用和重金属残留隐患。所以，应控制用药时长，不建议长期连续服用。

（9）在感冒期间请停服六味地黄丸，原因是中医理论认为，治疗感冒的解表药药势向外发散，而滋补药药势向内填补，两者存在冲突。六味地黄丸的滋补之性会延缓感冒的恢复。

（10）六味地黄丸的自我药疗比例很高，很多人存在不对证用药、超疗程用药和联合用药不适宜的情况，建议请中医师或中药师判断后再行服用。

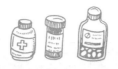

52 阿胶滋补有讲究，
适不适合要知道。

首都医科大学附属北京地坛医院　高燕菁

"阿胶一碗,芝麻一盏,白米红馅蜜钱。粉腮似羞,杏花春雨带笑看。润了青春,保了天年,有了本钱。"这是著名元曲作家白朴对阿胶的描述。

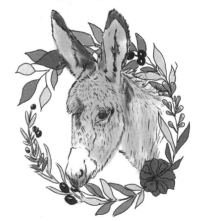

在越来越多人开始注重养生的今天,阿胶也成为各类养生滋补品中的"抢手货",价格更是水涨船高,一路攀升。但是,您可能并不清楚,有很多人的体质其实并不适合阿胶,若不注意,反而伤身。下面药师就和大家说说关于阿胶的那些事儿!

1. 千年传承的滋补佳品

阿胶首载于《神农本草经》,被列为滋补上品。它是由马科动物驴的皮去毛后熬制而成的胶,是补血止血、滋阴润燥的良药。临床上常应用于治疗血虚萎黄、眩晕心悸、肌痿无力、心烦失眠、虚风内动、肺燥咳嗽、劳咳咯血、吐血、便血崩漏等症状。

 知识加油站

　　东阿阿胶自汉唐至明清一直是皇家贡品,对于它最响亮的一个称呼,就是"九天贡胶"。在清朝,皇家每年会在狮耳山上专门放养12头黑驴,冬至那天宰杀取皮,煮上八天八夜成浓汁,第九天的时候将胶切成长方块状,晾干后进贡朝廷,整个过程会派钦差大臣监制。

现代药理研究表明,阿胶有加速红细胞、血红蛋白生成和止血的作用,可以改善体内钙的平衡,促进钙的吸收,有预防进行性肌营养障碍的功效。

临床发现阿胶还有以下作用:提高免疫力、强筋健骨、益智健脑、延缓衰老、抗癌、美容养颜、补钙作用、调经安胎、扩张血管等。

2. 适不适合要知道

如此珍贵的阿胶并不是什么人群都适合服用的,而是需要结合自身体质选择服用。很多中医文献也都有记载，有些人的体质不适合使用阿胶，例如：

> 《中药大辞典》：脾胃虚弱者慎服。
>
> 《中华本草》：脾胃虚弱、消化不良者慎服。
>
> 《本草经集注》：得火良，畏大黄。
>
> 《本草经疏》：性粘腻，胃弱作呕吐者勿服；脾胃虚，食不消者亦忌之。
>
> 《本草汇言》：胃弱呕吐有寒痰留饮者当忌之。
>
> 《本草备要》：泻者忌用。

中医认为，以下四种情况不适合服用阿胶。

情况一：体内湿邪重

可表现为口干、口苦、口黏、乏力、头晕或者头迷糊、肚子胀、大便不好，最重要的是舌苔厚腻，或白或黄。

情况二：体内有瘀血

肤色晦暗、色素沉着，容易出现瘀斑，口唇暗淡，舌暗或有瘀点，舌下络脉紫暗或增粗，脉涩。女性常常月经不好，一般是拖后、有血块、肚子疼、颜色黑等。

情况三：爱上火

比如心火、肝火、肺火，甚至阴虚有火的人，如果只用阿胶，还会出现虚不受补的情况，"火"会越来越大。

情况四:脾虚

这里是指消化功能低下的人,主要表现为吃得少,大便溏泄或先干后溏,倦怠乏力、面色萎黄等。

虽然没有脾虚不能吃阿胶的规定,但阿胶质地黏稠容易阻碍脾胃功能,尤其是脾虚气滞、食少腹胀的患者不适合吃。如果一定要吃,需要配伍理气消食药来制约阿胶的滋腻之性。

现代医学研究发现,下面两类人群不适合服用阿胶。

第一类:过敏体质者须谨慎使用

阿胶的蛋白有抗原性,患荨麻疹等皮肤过敏性疾病和长期处于高敏状态的人服用阿胶后,因其能激活抗体,很容易发生过敏。

第二类:高血压、高血脂、中风患者须慎用

研究发现,将阿胶溶液进行动物试验能升高血压,因此高血压患者应该慎用或不用阿胶进补。阿胶能提升血小板数,增加血液黏稠度,诱发血栓,因此高脂血症患者及中风患者也不宜服用阿胶。

 药师有话说

通常认为阿胶比较适用于经常加班劳累、工作压力大的"白领";气色不好,容易头晕目眩的女士;体虚的中老年人等。但如果你有意要长时间服用阿胶,建议还是应当咨询专业的医师或药师,排除不适宜的情况,可别让好东西浪费又伤身。

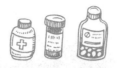

53 冬病夏治，最全三伏贴贴敷指南。

首都医科大学附属北京中医医院　张毅

每年从入伏第一天起，就意味着一年中气温最高、天气最热的"三伏"天就要来了，对患有哮喘、关节炎等的"老病号"来说，也到了"冬病夏治"的好时节，"三伏贴"就要开贴了，错过可又要等一年！

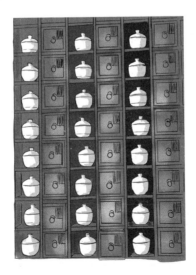

知识加油站

所谓"冬病",指好发于冬季,或在冬季加重、缠绵难愈的病征。如咳嗽、哮喘、慢性腹泻、关节冷痛僵硬、怕冷、体虚易感冒等。"夏治"是指在夏季机体阳气最旺,体内凝寒之气易解之时,借自然之"温""热",内服温补药物,外用穴位敷贴、艾灸、刮痧、拔罐等中医特色疗法,天人合击,温补阳气,利湿散寒,活血通络,增强机体之正气,从而祛除体内沉积的寒气,调整阴阳,使得身体宿疾得以恢复。

到底什么是三伏贴?什么时间贴,怎么贴才能更好地发挥其药用价值?您适不适合贴"三伏贴"?下面就和药师一起来了解一下吧!

1. 什么是三伏贴?

"三伏贴"疗法属于时间医学,是我们的祖先利用季节特点,根据"春夏养阳,秋冬养阴"的原则,践行冬病夏治,对抗疾病的一大法宝。

"三伏贴"疗法又名天灸,起源于清朝,可治疗过敏性气喘、过敏性鼻炎、体弱易感冒等疾病。只要在一年当中最炙热的三伏天,在背部的特定穴位贴上膏药,到了秋冬季您就可以轻松应对过敏、气喘的老毛病了。

古代和现代中医师皆指出,天灸确实有其疗效。清代的《张氏医通》就有记载：

> 冷哮灸肺俞、膏肓、天突，有应有不应。夏月三伏中。用白芥子涂法往往获效。方用白芥子净末一两，延胡索一两，甘遂、细辛各半两，共为细末。入麝香半钱，杵匀，姜汁调涂肺俞、膏肓、百劳等穴。涂后麻瞀疼痛，切勿便去。候三炷香足，方可去之。十日后涂一次，如此三次，病根去矣。

上面古方中提到的中药之中，白芥子、甘遂、细辛可温肺散寒、止咳平喘、化痰散结、开窍通络，细辛还具免疫抑制作用，可使有过敏体质的患者，减少抗原抗体反应，降低过敏发作概率，也减轻过敏症状，姜汁则具有散寒止咳的作用，所以综合使用有助改善气喘。

而现在各医院所制的三伏贴，往往依据各自专家经验传承、临床实践积累，配方多有增减调整，以利于更好地应用于患者。

2. 三伏贴的使用时间

三伏贴一般在初伏、中伏、末伏的时候进行贴敷治疗。每一伏的第一天，是贴敷的最佳时机。不过您也不用过度担心，如果头伏错过了第一天也没关系，头伏内无论哪天贴，效果应该差不多，您只要在接下来的二伏、三伏对应的日子贴敷就行了。简单来说，就是每 10 天贴 1 次。

3. 三伏贴应该贴在什么位置?

天突穴

取穴: 天突穴属于任脉,位于人体颈部、胸部正中线上,胸骨上窝中央。

主治: 咳嗽、咽喉炎、扁桃体炎等。

膻中穴

取穴: 在胸部前正中线上,平第 4 肋间,两乳头连线之中点。

主治: 胸部疼痛、腹部疼痛、咳嗽、咳喘病等。

大椎穴

取穴: 大椎穴又名百劳穴,属督脉,位于第七颈椎与第一胸椎之间。是督脉、手足三阳经、阳维脉之会,有诸阳之会和阳脉之海之称。

主治: 有解表疏风、散寒温阳、清心宁神等作用。

肺俞穴

取穴: 采用正坐或俯卧姿势,肺俞穴位于人体的背部,当第三胸椎棘突下,左右旁开二指宽处。

主治: 肺经及呼吸道疾病,如肺炎、支气管炎、肺结核等。

药师提示: 贴敷穴位应根据自身病情,听从医生指导,不可自行选择。

4. 三伏贴怎么贴效果更好？

把握贴敷的时间

三伏贴不一定要在起伏第一天贴敷，只要在三伏期间均可。一般来说，儿童每次贴 2~4 小时，成人每次贴 6 小时。

贴敷后局部的轻度瘙痒、灼热感，多为药物正常反应，如果没有发红肿胀，可以继续应用。一般以患者能够耐受为度，患者如自觉贴药处有明显不适感，可自行取下。

坚持贴敷的连续性

三伏贴所治疗疾病多为秋冬季节加重的慢性病，除少数病例能够当年治愈外，许多疾病需要连续治疗三年或更长的时间才能见效。所以，三伏贴敷疗法以 3~5 年为一个疗程。如果是期待效果立竿见影，不愿意长期坚持治疗的患者切莫盲目跟风。

注意贴敷期间饮食

三伏贴贴敷期间，忌食生冷刺激性食物以及肥甘厚腻、生痰助湿的食物，禁食海鲜等发物。应多吃蔬菜、水果，清淡饮食。

避免贴敷时受寒

贴敷后如出现发热等感觉，可以待在阴凉的地方，但切不可贪凉。不可马上进入到温度很低的空调房里，防止遇冷使毛孔收缩影响药物吸收，更不要将电扇、空调直接对着贴敷部位吹。

5. 哪些人不适合贴三伏贴?

这几类人不适合贴三伏贴:

- 感染性疾病急性发热期患者。

- 对贴敷药物极度敏感或患有接触性皮炎的患者。

- 贴敷穴位局部皮肤有破溃者。

- 孕妇及哺乳期妇女。

- 2 岁以下的幼儿。

 药师有话说

　　最后要强调一下,"三伏贴"疗法适用于阳气不足、肺气虚弱、虚寒疼痛和一些免疫功能低下类的疾病,对于阴虚内热体质、湿热体质暂不宜贴敷,所以不能盲目跟风,以免伤身。

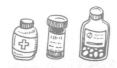

54 枸杞子这样吃，才能真正吃出健康与美丽。

首都医科大学附属北京佑安医院　刘伟

提到中年人的标配，总绕不开"保温杯里泡枸杞"。作为养生佳品，不少人喜好用枸杞子泡水喝、炖汤品，但除了传统观念里的补血作用，枸杞子还有哪些好处？食用过程中又有什么注意事项？今天药师就带大家一起来了解一下药食同源的枸杞子身上的"知识点"。

药用枸杞子是茄科植物枸杞或宁夏枸杞的成熟果实。性味甘平，入肝、肾经，《本草纲目》曰"滋肾、润肺、明目"。它具有润肺滋肾、补肝、明目的功效。临床治疗治肝肾阴亏、腰膝酸软、头晕、目眩、目昏多泪、虚劳咳嗽、消渴、遗精等。枸杞子所含的主要成分为己多糖、多种氨基酸、微量元素、维生素、牛

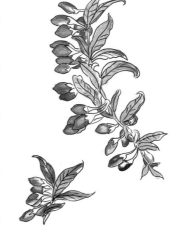

磺酸、生物碱及挥发油等,其中最重要的活性成分为枸杞多糖。

1. 一年四季搭配各不同

虽然一年四季都可以吃枸杞子,但不同季节有对应的不同吃法,不同的搭配也适合不同的病征,吃对了效果才更好,吃错了却很伤身!和药师一起来看看你吃对了吗?

春天——枸杞子 + 黄芪

枸杞子味甘平补,春季可以单独服用,也可与味甘微温之品一同服用,助人阳气生发。枸杞子和黄芪是春季最好的搭配,对于体质虚弱的朋友,春天容易出现疲劳乏力等症状,此时喝点枸杞黄芪水,可起到益气固表的功效。

夏天——枸杞子 + 菊花

枸杞子味甘,夏天适合搭配菊花、金银花等饮用,尤其宜与菊花搭配,可以起到滋阴明目、清除肝火的作用。

秋天——枸杞子 + 山楂

秋天空气干燥,人们总感觉到口干唇裂、皮肤起屑,用很多润肤霜也难以抵挡萧瑟的秋风。这个季节,吃枸杞子需要搭配滋润食品,比如雪梨、川贝、百合、玉竹等效果更好。秋季,枸杞子搭配一些酸性的食品,如山楂等,更是可以达"酸甘化阴"之效,起到滋阴养血、生津补液的作用。

冬天——枸杞子 + 山药

冬天寒气逼人,人们习惯将自己裹进厚厚的棉衣中,以助自身阳气抵御寒冷。枸杞子能够平补阳气,特别是和大枣、龙眼、山药等搭配制作粥品,有助于人体阳气生长,抵抗自然界严寒。

2. 枸杞子服用温馨小提示

问题一:枸杞子能和绿茶同饮吗?

药师答:不能。绿茶和枸杞子都可以分别用开水冲泡饮用,对人体很有益处。有不少人干脆就把它们放在一起冲泡。但是,绿茶里所含的大量鞣酸具有收敛吸附的作用,会吸附枸杞子中的微量元素,生成人体难以吸收的物质。

问题二:枸杞子适合体虚、抵抗力差的人服用吗?

药师答:适合。但服用过程一定要长期坚持,每天吃一点,才能见效。枸杞子虽好,也不能吃得过量了。否则会使人上火、流鼻血,甚至造成眼睛红胀、不舒服等。特别是阳虚体质的人,更应注意枸杞子的用量,因为枸杞性甘、温和,用量过度会造成上火,尤其是生吃时更应减少用量。

问题三:感冒发热时能服用吗?

药师答:发热,俗称发烧。感冒发热即中医所说的外感受六淫邪气致实热,脾虚有湿及腹泻者忌服。枸杞子温热身体的效果很强,故正在感冒发热、身体有炎症、腹泻的人最好别吃。

问题四:有高血压的人适合服用吗?

药师答:患有高血压、性情太过急躁的人,或平日大量摄取肉类,导致面泛红光的朋友也最好别吃。

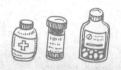

55 橘子皮晒干就是陈皮？
八个常见中药误区，你中了几个？

首都医科大学附属北京友谊医院　王晓东

随着中药的应用愈发广泛，很多中药材在日常生活中也逐渐普遍。也有的人对中药一知半解，看了看厨房中的食材，便摩拳擦掌开始自己制作中药材。

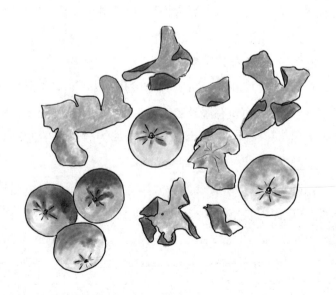

情景再现

对中药材颇有研究的小美，这两天就和自己"中药盲"的妈妈发生了一些小"争执"……

小美妈妈："小美，你吃完的橘子皮别扔，我晒干了做陈皮，咱们泡水喝。"

小美："妈！陈皮不是这样做的啊！"

小美妈妈："木瓜片没有了？小美，你快去水果店买俩木瓜回来！"

小美："妈！水果店里的是水果木瓜啊！"

相信很多人都有着这样的误区，一些中药的名字和常见的食材相近，就理所当然地认为将食材进行一些加工，便可以自制中药材，例如陈皮、木瓜等。虽然有些食材的名字看上去和药材很相近，甚至连形态都大致相同，但我们却不能将二者混为一谈。

下面药师归纳了一些大家日常生活中自制中药常犯的错误，就请各位一起随药师来看一看，关于自制中药的这些误区，你有没有中招呢？

误区 1：橘子皮晒干就是陈皮？

随着水果产品的不断丰富，橘子的种类也变得多种多样，如砂糖橘、蜜橘、贡柑、芦柑等，还有一些嫁接、杂交品种，不胜枚举。

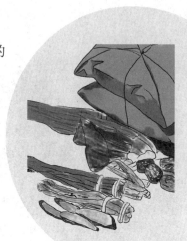

然而能够制作成中药陈皮的橘子,在《中国药典》中却有明确规定。以广陈皮为例,用的是生长在广东新会的橘及其栽培变种成熟果实的果皮。

从橘子皮到陈皮一般要经过开皮、翻皮、干皮、陈化等几个步骤:

● 开皮是指用小刀划开橘子,取下橘皮。

● 翻皮是指天气晴朗时,将开皮后的橘皮置于通风处晾晒,使其水分自然流失,质地变软后再翻皮将橘白向外。

● 干皮是指将翻皮后的橘皮自然晒干或者直接烘干,装在容器内,放置于阴凉、干燥的地方自然陈化。

只有在自然条件下陈化了 3 年及 3 年以上的陈皮,才能达到药用效果。

误区 2:用豆豉代替淡豆豉?

豆豉是厨房当中常见的一种调味料,也是许多美食当中必不可少的辅料,平时在家自制一些豆豉,也是不错的选择。家用的豆豉具有咸味,与中药"淡豆豉"稍有区别。

在古代,豆豉、淡豆豉并没有明显的区分,中医用药也不明确标明。自明代起,医家开始意识到淡豆豉和豆豉的药性差异。

同时,由于全国各地制备淡豆豉的方法各异,直至今日,关于淡豆豉寒热之性的争议尚存。有的淡豆豉在制备时使用了清瘟解毒汤和青蒿,可谓"一味药就是一张方子"。

因此,豆豉和淡豆豉不仅仅是咸与不咸的区分。若开药时恰巧没有淡豆豉,切不可用家用豆豉替代,而是问明医生,到可靠的医疗机构或药店配药。

误区3:用水果木瓜代替中药木瓜?

《中国药典》规定,中药木瓜来源于蔷薇科植物贴梗海棠的干燥近成熟果实。而我们日常吃的水果木瓜,其原名是"番木瓜",来源于番木瓜科番木瓜属的成熟果实。

这两种"木瓜"来源不同,性状更是大相径庭,当然更不能相互替代了。

误区4:错把凉菜穿心莲当成中药穿心莲

蔬菜穿心莲是一种叫作花蔓草的南方蔬菜,俗称穿心莲。吃过的人都知道,它的叶片肥厚、多汁,味道稍有些酸涩。而中药穿心莲是来源于爵床科植物穿心莲的全草,它的叶子狭长且薄,有明显的苦味,晒干后入药。

蔬菜穿心莲的药用功效尚不明确,因此,不可用来替代中药穿心莲。中药穿心莲味苦、性寒,主要用于感冒发热、咽喉肿痛等热证的治疗。

误区5:错把紫丁香当成丁香

著名的炖肉调料丁香是国家卫生健康委员会公布的药食同源品种之一,其来源于桃金娘科植物丁香的干燥花蕾。这种植物原产于马来西亚、印度尼西亚等地,如今在我国也有栽培。

一般我们炖肉用的研棒状丁香称作"公丁香",气味芳香,可以暖胃、止呕。

院子里春天开花的紫丁香来源于木犀科,多作为观赏植物,花不可入药,也不能当作调料。紫丁香的叶片倒是可以入药,有利湿、退黄的功效。(注意! 药效不同,不可混用!)

误区 6:莲子不去心可否直接吃?

夏季是吃莲子的时节,从莲蓬中剥出的莲子其实就是莲的种子。包裹在莲子外面的一层就是种皮,我们吃的莲子肉其实是莲子的子叶,隐藏在里面的胚根便是另外一味中药——莲子心。

如果你尝过莲子心的味道,对它的苦味一定记忆犹新。莲子心是一味中药,味苦、性寒,有清心、泻火、去热的功效,有降血压和一定的强心作用。因此,若是不抗拒苦味,吃莲子时不妨同莲子心一起吃下。

但高血压患者若正在服用降压药,在吃莲子的时候一定要将莲心去除。

误区 7:自制煎膏可否直接用生蜂蜜?

每逢秋季,市民在家自己熬制秋梨膏时使用的蜂蜜是有讲究的。中药熬制膏滋时需要将蜂蜜事先炼制,一般炼成"中蜜"(炼蜜有"嫩蜜""中蜜""老蜜"之分)。蜂蜜炼制一来能够除去水分和杀灭细菌,二来还可以防止"返砂"。

欲炼成一锅成功的"中蜜",需要不断练习。一般蜂蜜的温度处于 116~118℃,满锅出现均匀的淡黄色气泡,这时用手捻感觉蜂蜜有黏性，但两手指离开没有长白丝，此时就达到了"中蜜"的状态。

误区 8：冬瓜皮、西瓜皮直接扔掉？

做菜的冬瓜皮、吃完的西瓜皮直接扔掉太可惜了，可以用来制成中药泡水喝。

冬瓜皮直接用做菜削下的瓜皮即可，西瓜皮需要用削皮刀削取最外层的"西瓜翠衣"，两者洗净，冬瓜皮要记得刷去毛，在太阳下晒干后阴凉通风处储存。晒干的冬瓜皮和西瓜皮都可以泡水喝，有利尿消肿、清热解暑的功效。

条件允许的话还可以自己制作西瓜霜。将西瓜皮洗净，刮去多余的瓤，切成小块，用芒硝拌匀（每 10 千克西瓜皮用 1.5 千克芒硝），装填在黄砂缸中，装填的方法就像腌咸菜，缸底先铺一层瓜皮，而后装入拌匀的瓜皮小块，最后在上面再盖上一层瓜皮，盖好缸盖，挂在房屋北面的阴凉、通风处。几天后，砂缸的外面就会析出白色的粉霜，用毛笔或纸片轻轻扫下，扫下的白霜捡去砂屑后就是纯净的西瓜霜。

西瓜霜可以清热泻火、消肿止痛，外用能治口疮。

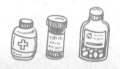

56 祛湿良方"红豆薏米汤"
你真的吃对了吗?

首都医科大学附属北京中医医院　刘岩

 情景再现

"白天上班总想睡觉,开会时总是犯困,今天又因为没认真听领导讲话被批了……"

"每次上完厕所都要刷刷刷,大便总是黏在马桶上不易冲净,哎,我再去下单几个马桶刷……"

"最近口中总是散发异味,都不好意思和同事说话了……"

先别急,是不是体内湿气太重啦? 快熬点红豆薏米汤喝吧!

许多养生文章里都推荐红豆薏米汤祛湿气很有效,但是也有很多人说"我喝了红豆薏米汤,真的是一点儿效果都没有!"

怎么会不见效呢? 药师看了看他们用来熬汤的原材料才发现,材料用错了啊! 这汤喝了当然没用了! 那么红豆薏米汤用的材料是什么呢？就是普通的红豆和薏米吗？这汤究竟有什么功效呢？今天药师就来和大家分享一下，这款"食谱"。

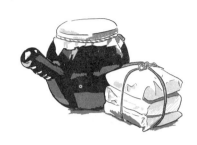

红豆薏米汤，顾名思义就是红豆加薏米熬成的汤。

划重点！

这里所说的"薏米"指的是"炒薏米"，"红豆"指的是"赤小豆"，您有没有恍然大悟，一直以来用生薏米和红豆来祛湿，难怪效果一般。

湿气重？

湿气重的人往往症见头沉如裹、不思饮食、腹胀、口中黏腻、恶心呕吐、大便黏滞不爽、小便浑浊或淋漓不尽、水肿、四肢屈伸不利、嗜睡、畏冷等。

薏苡仁

薏苡仁俗称"薏仁""薏米"，为禾本科植物薏苡的干燥成熟种仁。味甘、淡，性凉。归脾、胃、肺经。**具有利水渗湿、健脾止泻、除痹、排脓、解毒散结的功效**。作为药食同源的药材，一般家中都会有薏米，用来煮粥、煲汤，健脾利湿。

薏苡仁有生薏苡仁和炒薏苡仁之分，两者都擅长祛湿。但生薏苡仁偏寒凉，容易伤脾胃，而炒薏苡仁寒性会减弱，亦适合脾虚腹泻的人群。**因此，熬制"红豆薏米汤"应该用炒薏苡仁。**

薏苡仁可以在家自己动手炒，取干净薏苡仁，用文火炒至微黄色、鼓起时取出,放凉,略有焦斑、微香即可,亦可到药房直接购买。

赤小豆

赤小豆为豆科植物赤小豆或赤豆的干燥成熟种子。味甘、酸,性平。归心、小肠经。具有利水消肿,解毒排脓的功效。

我们这里需要的是"赤小豆",而不是家里面常备的"红豆",正如《本草纲目》中记载:"赤小豆以紧小而赤暗色者入药,其稍大而鲜红色淡者,并不治病。"所以,熬制"红豆薏米汤"应该用赤小豆。

《中国药典》中也说明了如何区别二者:赤小豆呈长圆形而稍扁,表面紫红色,无光泽或微有光泽。赤豆呈短圆柱形,表面暗棕红色,有光泽。简单地说,赤小豆身形瘦长,而红小豆颗粒更圆,个头也稍大于赤小豆。

"升级版"红豆薏米汤

我们都知道,湿气重是因为脾胃功能虚弱,所以在祛湿的同时可以加一些健护脾胃的药物,比如**芡实**。

芡实为睡莲科植物芡的干燥成熟种仁。味甘、涩,性平。归脾、肾经。具有益肾固精、补脾止泻、除湿止带的功效。

所以,**"升级版"红豆薏米汤的服用方式是:取炒薏米 30g、赤小豆 30g 和芡实 10g,三者共同熬制至粥样时服用。**

小贴士:这三种药材都属于种仁类,不易煮熟,故煮制前可用热水先浸泡一段时间后再煮,使其充分煮烂,释放出所有的营养。

70栏